編著
種部 恭子
女性クリニック We! TOYAMA 代表

性暴力救援マニュアル

医療にできること

株式会社 新興医学出版社

Sexual Violence against Women and Girls, Clinical Guide for Medical Professionals

Edited by

Kyoko TANEBE

© First edition, 2020 published by
SHINKOH IGAKU SHUPPAN CO. LTD., TOKYO.
Printed & bound in Japan

執筆者一覧

編　集

種部恭子　医療法人社団藤聖会女性クリニック We!TOYAMA 代表
　　　　　　　性暴力被害ワンストップ支援センターとやま

執筆者（五十音順）

伊藤詩織　ジャーナリスト

井上摩耶子　ウィメンズカウンセリング京都 代表

角崎恭子　女性共同法律事務所

金子由美子　一般社団法人 "人間と性" 教育研究協議会 代表幹事

北村邦夫　日本家族計画協会家族計画研究センター 所長

河野美江　島根大学保健管理センター 教授
　　　　　　しまね性暴力被害者支援センターさひめ

清水惠子　旭川医科大学医学部法医学講座 教授

周藤由美子　ウィメンズカウンセリング京都

髙瀬　泉　山口大学大学院医学系研究科法医学講座 准教授

種部恭子　医療法人社団藤聖会女性クリニック We!TOYAMA 代表
　　　　　　性暴力被害ワンストップ支援センターとやま

仲真紀子　立命館大学総合心理学部 教授，北海道大学 名誉教授

浜垣誠司　医療法人髙木神経科医院 理事長・院長

三鴨廣繁　愛知医科大学大学院医学研究科臨床感染症学 教授

溝口史剛　前橋赤十字病院小児科 副部長

山岸由佳　愛知医科大学大学院医学研究科臨床感染症学 教授（特任）

山本　潤　一般社団法人 Spring 代表理事

性暴力を「なかったこと」にしないために

　筆者は産婦人科医として30年，女性を診る医療現場で，声にならない声に向き合ってきました。予期せぬ妊娠が性暴力の結果であるにもかかわらず，産まない選択をした女性が「ごめんなさい」と呟き，自身を責める一方で，加害者には何の制裁も加えられない。湧き上がった震えるほどの怒りは，今も心に刻まれています。

　性暴力は個人の尊厳を踏みにじる重大な人権侵害であるにもかかわらず，司法の場で犯罪として認められ加害者に処罰が与えられるまでの道のりは長く，容易ではありません。

　2017年，制定から110年を経て刑法強姦罪が改正され，非親告罪化や構成要件の見直しなどが行われました。

　2018年，被害を受けた人々が回復への一歩を踏み出しやすくするために，「性暴力被害者のためのワンストップ支援センター」が全国47都道府県すべてに設置されました。

　性犯罪への対応が，歴史的な転換点を迎えたことは確かです。

　しかし，全国どこでも質の高い対応が受けられるという状況にはまだ遠く，残念ながら，ワンストップ支援センターで

の対応を担う医師の確保すら十分とはいえません。女性に対する暴力は公衆衛生上の重大な課題であるにもかかわらず，医学教育にはその医療対応や被害者の支援に関する教育が一切なく，女性を診るプロフェッショナルであるはずの産婦人科の診療ガイドラインでも，性暴力被害への対応を取り扱い始めたのは，わずか数年前のことです。

　性暴力被害を心身の非常事態として客観的に捉え，回復への選択肢を示すことができる立場にある「医療」の果たす役割は大きいと思います。医療に携わるすべての者は，健康を取り戻すための選択肢を求めて医療機関を訪れた被害者に対して，適切な医療を提供するのみならず，公正な司法判断を導くための材料を見落とすことなく保全する医学的知識と技術を持つべきであろうと考えます。

　本書では，性暴力被害を受けた人々に寄り添ってきた医師や支援者の皆様に，臨床ですぐに役立つ知識を中心にご執筆いただきました。裁判を見据えた初動対応や医学的評価，心身への影響や回復への支援などはもちろん，支援者に必要な視点や知っておくべき課題も織り交ぜて構成しました。渾身の思いを込めてご執筆頂いた皆様に，心より感謝申し上げます。

　臨床の現場での対応マニュアルとして，これから性暴力被害者の救援に携わろうとする医療者の皆様のスタートアップとして，そして性暴力を許さない社会を作り上げたいと願うすべての皆様との課題共有の材料としてご活用いただき，「あったこと」を「なかったこと」にしないために医療ができることを考え，実践し，性暴力の根絶に向けてともに歩むための一助となることを心から願っております。

　　　2020 年 9 月

　　　　　　　　　　　　　　　　　　　　　　　　種部恭子

CONTENTS

V. 子どもの被害への対応

資　料

I. 性暴力被害とは

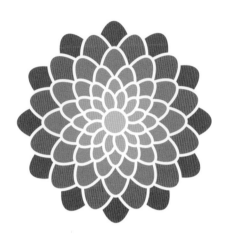

1．性暴力被害の現状

医療法人社団藤聖会女性クリニック
We! TOYAMA 代表
種部恭子（産婦人科医）

性暴力と性犯罪

性暴力は，身体的・性的・精神的損害や苦痛をもたらすジェンダーに基づく暴力行為であり[1]，性的自由を奪う人権侵害かつ重大な公衆衛生学的問題である[2]。

暴行・脅迫による同意のない性交等に限らず，関係性を利用した同意のない性交等（監護者による性虐待，ドメスティック・バイオレンス（domestic violence：DV）の性的暴力，職場や学校関係者によるセクシュアルハラスメント等）や，ポルノ出演や売春強要等の性的搾取，

88002-595 JCOPY

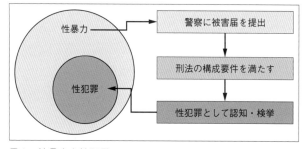

図1 性暴力と性犯罪

表1 性暴力の種類と犯罪として処罰を求める場合の刑罰

被害者側からみた 性暴力の種類	刑事裁判で求める刑罰
いわゆる強姦・わいせつ・ セクシュアルハラスメント	強制性交等罪, 強制わいせつ罪, 準強制性交等罪, 準強制わいせつ罪等
性虐待	監護者性交等罪, 監護者わいせつ罪, 児童買春・児童ポルノ法違反, 児童福祉法違反, 青少年保護育成条例違反等
性的搾取	児童買春・児童ポルノ法違反, 児童福祉法違反, 青少年保護育成条例違反等
DVの性的暴力	強制性交等罪, 強制わいせつ罪, 保護命令違反, ストーカー規制法違反, 銃刀法違反, 暴行, 脅迫, 放火, 器物損壊, 不法侵入, 逮捕監禁, 公務執行妨害, 傷害, 傷害致死, 殺人, 殺人未遂等

盗撮や痴漢行為のように同意なく性的自由を侵害するものも含む。

一方, 性犯罪は国内の法律(刑法強制性交等罪等)の構成要件を満たすもの, かつ被害者が司法による制裁を求めたものに限られるため, 性暴力と同義ではない(図1)。また, 被害者側からみた性暴力の種類と, 司法により争い勝ち取ることができる制裁は一対一対応ではない(表1)。

どのような性暴力であっても，「魂の殺人」といわれるように，日常生活が困難になるほど，受けるトラウマは多大であり，回復にも長い時間を要する。困難を乗り越え加害者に制裁を加えるに至っても，軽微な量刑でしか制裁が加えられない場合もある。また，性犯罪として成立するための構成要件を客観的に証明できなければ，受けた暴力に相当する刑罰を求めることができず，時には不起訴や無罪となることもある。

被害を開示し相談することは，容易ではない。大きな葛藤を乗り越えて相談した被害者の心身の回復のために，また再犯防止の観点からも，性暴力を性犯罪として成立させるために必要な司法・医療の対応技術の向上と，法改正を含む犯罪の構成要件の見直し等が検討されている。

性暴力の種類と頻度

内閣府の無作為抽出調査によると，女性の 7.8% は過去に 1 回以上，同意のない性交の経験を持つ（図 2)[1]。うち全く知らない人からの被害は 11.3% に過ぎず，ほとんどが家庭内や学校・職場等の顔見知りからの被害である。夫・元夫，交際相手・元交際相手からの性暴力（DV，デート DV）が最も多く，ついで職場や学校等でのセクシュアルハラスメント，親・兄弟や指導者からの性虐待が多い（図 3)[3]。

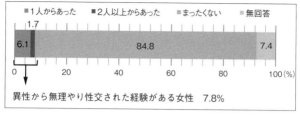

図2　異性から無理やり性交された経験（女性のみ）
2017年12月無作為抽出調査，有効回収数3,376（うち女性1,807人），回収率67.5%
（内閣府男女共同参画局：男女間における暴力に関する調査（平成29年12月実施）より作成）

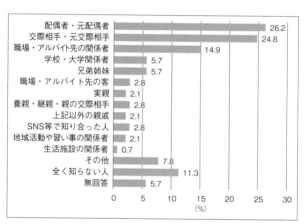

図3　加害者との関係
（内閣府男女共同参画局：男女間における暴力に関する調査（平成29年12月実施）より作成）

1　いわゆる強姦・わいせつ（強制性交等および強制わいせつ）

　強制性交等罪（強姦罪）の認知件数は減少傾向にあるが，検挙件数は増加している（図4）。人口10万人あたりの認知件数も年々減少していることから，警察への相

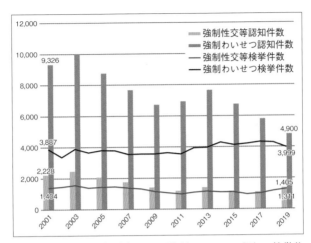

図4　強制性交等（強姦）および強制わいせつの認知・検挙件数の推移
（警察庁犯罪統計資料より作成）

談自体が減っていることがうかがえる。その理由は明らかでないが，最近の性暴力被害者支援の現場でみる実情から，顔見知りからの性暴力のため相談を躊躇している，より若年の被害者（小・中学生等）のため相談につながりにくい，インターネット上で接点を持った相手からの性的搾取や性暴力のため自分に落ち度があると考え相談につなげられない等の影響があると筆者は推察している。

　一方で，強制性交等・強制わいせつともに検挙件数は増加し，検挙率は高くなっている。また強制性交等については2016年まで減少傾向にあったものの，2017年以降，認知件数・検挙件数とも増加している。性犯罪・性暴力被害者のためのワンストップ支援センター（以下，

88002-595　JCOPY

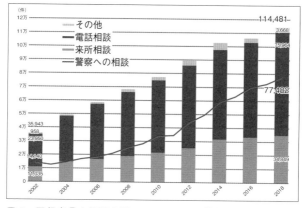

図5 配偶者暴力相談支援センターおよび警察における DV 相談件数（警察への相談は身体的暴力と生命に対する脅迫に関するもののみ）

（内閣府男女共同参画局：配偶者からの暴力に関するデータおよび警察庁：平成 30 年におけるストーカー事案及び配偶者からの暴力事案等への対応状況について（2019）をもとに作成）

ワンストップセンター）の設置が進み，相談につながりやすくなったことも一因の可能性があると考えている。

2 DV

DV は親密な関係にあるパートナーからの暴力である。身体的暴力，心理的暴力，性的暴力により怖がらせ，支配することがその本質である。夫婦間のものを DV，未婚カップルの間のものをデート DV という。

身体的暴力であれば被害者も暴力であることに気づきやすいが，心理的暴力は「妻の役割」と思い込み気づきにくく，支配によりマインドコントロールされているため，「自分が悪いから暴力を受けるのであり，自分だけ我慢すればよい」と考え，逃げる選択ができないことが多い。また，ほぼ全数に性的暴力があると推察されるが，

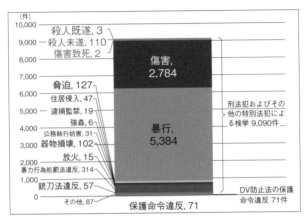

図6 配偶者からの暴力事案のうち，検挙件数
刑法犯および他の特別法犯の検挙件数は9,090件（図内の罪種のほか，脅迫127件，強制性交等6件，強制わいせつ21件，住居侵入47件，逮捕監禁19件，器物損壊102件，公務執行妨害31件，放火15件，暴力行為等処罰法違反314件，銃刀法違反57件，その他87件），保護命令違反は71件である。
（警察庁：令和元年におけるストーカー事案及び配偶者からの暴力事案等への対応状況について（2020）をもとに作成）

夫婦やカップルであるため暴力とは認識されにくい。しかし，図3の通り，性暴力の加害者で最も多いのは配偶者・元配偶者または交際相手・元交際相手である。

　DVの専門相談機関は配偶者暴力相談支援センター（全都道府県に設置）である。年間の相談件数は114,481件（2018年度）であり，増加傾向が続いている（図5）。また，身体的暴力や生命の危険があり警察が対応した被害件数は82,207件と増加傾向にあり，うち刑法犯等による検挙は9,090件（殺人および殺人未遂113件，傷害致死2件，傷害2,784件，暴行5,384件，ほか），DV防止法による保護命令違反が71件である（図6）。しかし内閣府の無作為抽出調査では，女性の31.3％がDVまたは

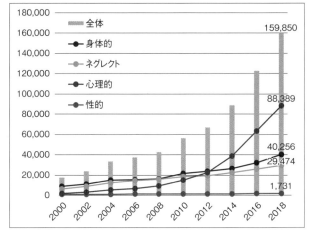

図7　児童相談所における児童虐待対応件数の推移
（厚生労働省：福祉行政報告例年報をもとに作成）

デートDVの被害経験を持っていると報告されており[3]，相談に至らない暗数はさらに多いと推察される。

3 性的虐待

　13歳未満の女児への性交およびわいせつ行為は強制性交等罪またはわいせつ罪，また13歳以上であっても監護者が立場に乗じて性交等を行ったことが明らかな場合は，監護者性交等罪またはわいせつ罪の処罰対象である。

　これまで性的虐待には児童相談所が対応しており，2018年の児童相談所における虐待対応件数は159,850件，うち性的虐待は1,731件である（図7）。しかし図3に示す無作為抽出調査では，被害者の約10％が親や養親等による性的虐待を受けていることになり，性的虐待の暗数はかなり多いと推察される。

　監護者性交等罪は2017年の刑法改正により新設され

たものであり，強制性交等罪とは異なり，暴行・脅迫・抗拒不能下でなくても構成要件が成立する。対応機関は児童相談所ではなく，警察・検察とともに司法対応を行うことが求められるようになり，監護者性交等罪の構成要件を満たすために，被害児の供述の信頼性を高め，医学的所見の正確な診断および記録の保全を行うことが必要になった。刑法改正後3年を経て，警察により監護者性交等の認知および捜査が行われるケースが蓄積されてきており，今後，捜査（医師の診断も含む）や面接のあり方について検証を重ねていく必要がある。

性暴力被害の対応機関（とくにワンストップセンター）および医師の役割

　従来，性暴力被害の相談ができる機関は警察のみであった。警察に被害届を提出した場合は，警察官と一緒に医療機関に行き，被害を証明するための外傷の診断と証拠保全（接触部位からの加害者DNAの採取）および性感染症や妊娠への対応を行うことになる。加害者を処罰すること(刑事裁判)を第一の目的とした対応であり，捜査や証拠採取は可能な限り早期に行う方が有利であるため，立ち止まって考えたり，説明を受けてから選択することはできない。

　しかし，性暴力は性的自己決定の侵害であるから，性暴力被害を受けた後の選択肢を自己決定することは，回復への第一歩である。被害後の選択肢には，加害者への制裁（刑事裁判），加害者からの謝罪・損害賠償（民事裁

88002-595 JCOPY

判），身体的治療（外傷や妊娠・性感染症），心のケア，または何もしないという選択肢があるが，それぞれがどのようなものであり，何がもたらされるのかをよく知り，選択すること（インフォームド・チョイス）が真の自己決定である。

米国，カナダ，韓国，欧州各国等では，すべての選択肢を1ヵ所で提供するために，相談，捜査，証拠採取，外傷の診断や性感染症・妊娠への対応を含む医療対応，回復のケア，裁判に向けた司法対応の機能を併せ持つレイプクライシスセンターが各地域に設置されており，日本でも1ヵ所ですべての選択肢を提供できる体制が望まれていた。その後，性暴力救援センター・大阪SACHICO が初めてのワンストップセンターとして開設され，2018年10月に全都道府県設置に至った。

ワンストップセンターでは，被害届提出の有無にかかわらず先に証拠を保全し，後日被害届提出を決意してから警察に資料提出できる機能がある（図8）。また，司法対応の流れに関する説明やカウンセリング等による心のケアを行うことで被害届提出の意思決定を支援し，警察等への同行支援を行う。したがって，顔見知りである等の理由で被害届を躊躇したり，混乱し決めかねている場合は，ワンストップセンターへの紹介が推奨される。

ワンストップセンターでは，証拠採取や外傷の診断，性感染症や妊娠への対応ができる医師の関与が最も重要である。診断書の記載や刑事裁判での証人尋問を求められることもあり，対応にあたる医師には専門的知識や技術が必要であるとともに，司法対応にかかわる責任への

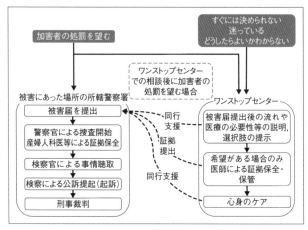

図8　性暴力被害への対応機関とその流れ

覚悟も必要である。

　現在，24 時間 365 日開設しているワンストップセンターについては支援員や医師にかかる負担が大きく，担い手となる医師が絶対的に不足している状況にある。まずは，被害者に寄り添い，性暴力根絶に向けて被害者支援にかかわろうとする支援者や医師が，ひとりでも多く増えることを心から願っている。

📖 References
1) United Nations：Declaration on the elimination of violence against women. New York, 1993.
2) World Health Organization：Factsheet（Violence against women）（https://www.who.int/news-room/fact-sheets/detail/violence-against-women）. November 2017.
3) 内閣府男女共同参画局：男女間における暴力に関する調査報告書．平成 30 年 3 月．

88002-595　JCOPY

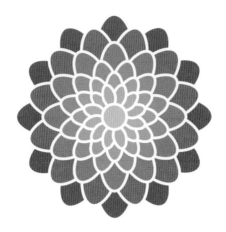

2. 性暴力を受けた女性の心理状態と 生活上の影響

ウィメンズカウンセリング京都
井上摩耶子（フェミニストカウンセラー）

　筆者は28年前から性暴力被害者のカウンセリングを始め，また，性暴力裁判において被害者の心理や行動を「アドヴォケイト」（代弁擁護）する意見書提出を依頼されるようになった。これは，「ジェンダーの暴力」とされる性暴力に対して，「ジェンダーの視点」から取り組むフェミニストカウンセラーならではの仕事であり，「性暴力被害者の心理状態と生活上の，ひいては生きることへの影響」を被害者とともに語り合い，考え続けている。今なお，日本社会において，このテーマが十分に理解されているとは思われないからである。

内閣府男女共同参画局の調査からみえること

　1999年から3年ごとに行われている内閣府男女共同参画局による「男女間における暴力に関する調査」*は，本稿のテーマである「性暴力を受けた女性の心理状態と生活上の影響」を統計的に解明しようとしているものといえるだろう。最新版の2017年の調査を紹介しよう（2018年発表）[1]。

1 性暴力を受けたかどうか

　「相手の性別を問わず，無理やり（暴力や脅迫を用いられたものに限らない）に性交等（性交，肛門性交又は口腔性交）されたかどうか」を尋ねている。被害経験のある女性は7.8%であった。

2 加害者との関係（複数回答）

　①配偶者・元配偶者26.2%，②交際相手・元交際相手24.8%，③職場・アルバイト先の関係者（上司，同僚，部下，取引先の相手など）14.9%，④通っていた（いる）学校・大学の関係者（教職員，先輩，同級生，クラブ活動の指導者など）5.7%，⑤兄弟姉妹（義理の兄弟姉妹も含む）5.7%，⑥職場・アルバイト先の客2.8%，⑦親（養親・継親を除く）2.1%，⑧養親・継親又は親の交際相手2.8%，⑨上記以外の親戚2.1%，⑩SNSなどインターネット上で知り合った人2.8%，⑪地域活動や習い事の関係者（指導者，先輩，仲間など）2.1%，⑫生活してい

＊　「男女間における暴力に関する調査」は，内閣府男女共同参画局のホームページから検索することができる。なお本調査には，男性被害者の統計も含まれているが，ここでは，女性被害者の統計だけを使用したことをお断りしておく。

22

た（いる）施設の関係者（職員，先輩，仲間など）0.7％，⑬その他 7.8％，⑭全く知らない人 11.3％，であった（複数回の被害者もいるため合計は 100％を超える）。

①はいわゆる DV 関係にある夫や元夫からの性暴力である。②から⑬まで多数の「顔見知りの」加害者が登場するが，筆者も性暴力被害者とのカウンセリングにおいて，ここに登場するほぼすべての種類の加害者からの性暴力被害を聞いている。「全く知らない人」からの性暴力は 11.3％にすぎず，90％近くが「顔見知り」の加害者からの性暴力というのが現実であり，後述するように，この事実が被害者の心理状態に大きな影響を与えている。

❸ 被害にあった時期（複数回答）

多い順に「20 歳代」52.5％，「30 歳代」21.3％，「18 歳・19 歳」14.9％，「小学生のとき」12.1％，「中学生のとき」5.7％等となっている。

❹ 性暴力被害による生活上の変化の有無（複数回答）

「変化があった」とする被害者は 70.2％にのぼり，「とくに変化がなかった」人は 24.1％だった。では，具体的な生活上の変化とはどのようなものか。①「加害者や被害時の状況を思い出させるようなことがきっかけで，被害を受けたときの感覚がよみがえる」23.4％，②「異性と会うのが怖くなった」18.4％，③「夜，眠れなくなった」17.0％，④「誰のことも信じられなくなった」16.3％，⑤「自分に自信がなくなった」14.9％，⑥「心身に不調をきたした」14.2％，⑦「人づきあいがうまくいかなくなった」10.6％，「外出するのが怖くなった」10.6％，「仕事（アルバイト）をしばらく休んだ・やめた・変えた」10.6％，

⑧「生きているのがイヤになった・死にたくなった」9.2%,「携帯電話の電話番号やメールアドレス,SNSのアカウントを削除した・変えた」9.2%,⑨「転居(引越し),別居した」5.7%,⑩学校・大学をしばらく休んだ・やめた・変えた」2.8%,「その他」9.2%であった。

５ 無理やりに性交等された被害の相談

「相談した」女性が38.3%であり,58.9%の被害者はどこ(だれ)にも相談していなかった。

６ 相談先(複数回答)

①「友人・知人に相談した」24.1%,②「家族や親戚に相談した」13.5%,③「警察に連絡・相談した」2.8%,④「職場・アルバイトの関係者(上司,同僚,部下,取引先等)に相談した」3.5%,⑤「民間の専門家や専門機関(弁護士・弁護士会,カウンセラー,カウンセリング機関,民間シェルターなど)に相談した」2.1%,⑥「医療関係者(医師,看護師など)に相談した」2.1%,⑦「性犯罪・性暴力被害者支援の専門相談窓口(いわゆるワンストップ支援センター)に相談した」0.7%,⑧「学校関係者(教員,養護教諭,スクールカウンセラーなど)に相談した」0.7%,⑨「配偶者暴力相談支援センター(婦人相談所等)や男女共同参画センターに相談した」0%,⑩「法務局・地方法務局,人権擁護委員に相談した」0%,⑪「上記(③⑦⑨⑩)以外の公的な機関(市役所等)に相談した」0%,⑫「その他」1.4%,⑬「どこ(だれ)にも相談しなかった」58.9%である。

ここからいえることは,「友人,知人」や「家族,親戚」に相談した人が多く,性暴力についての専門機関である

ワンストップ支援センターなどには，ほとんどの人が相談に行っていないという現実である。

7 相談しなかった理由（複数回答）

①「恥ずかしくて誰にも言えなかったから」55.4%，②「自分さえがまんすれば，なんとかこのままやっていけると思ったから」27.7%，③「そのことについて思い出したくなかったから」24.1%，④「相談するほどのことではないと思ったから」20.5%，⑤「相談してもむだだと思ったから」18.1%，⑥「自分にも悪いところがあると思ったから」16.9%，「どこ（だれ）に相談してよいのかわからなかったから」16.9%，⑦「相手の行為は愛情の表現だと思ったから」15.7%，⑧「他人に知られると，これまで通りのつき合い（仕事や学校等の人間関係）ができなくなると思ったから」14.5%，⑨「世間体が悪いと思ったから」13.3%，⑩「他人を巻き込みたくなかったから」6.0%，⑪「仕返しが怖かったから（もっとひどい暴力や，性的な画像のばらまきなど）」3.6%，「加害者に誰にも言うなとおどされたから」3.6%，⑫「相談相手の言動によって不快な思いをさせられると思ったから」2.4%，である。

性暴力被害者の心理状態と生活への影響

1 性暴力トラウマの特殊性

上記調査「性暴力被害による生活上の変化」への回答は，性暴力というトラウマ体験後の被害者の心理状態，いわゆる急性ストレス障害（Acute Stress Disorder：ASD）や心的外傷後ストレス障害（Posttraumatic Stress

Disorder：PTSD）の症状のように思われる。その症状によって，生活上のさまざまな変化が引き起こされているということだろう。

性暴力はほかの犯罪よりも PTSD 罹患のリスクが高いという特徴を持つのだが，Herman は，性暴力犯罪のもつトラウマの特殊性についてこう説明する。「レイプの本質は個人を身体的，心理的，社会的に犯すことである。『犯す』とはまさにレイプを指すことばではないか。レイピストの目的は被害者を奇襲し，支配し，屈従させること，彼女を全く孤立無援状態にしてしまうことである。このようにレイプは本質的に心的外傷をつくるように意図的にしくまれた行為である」[2]と明解に述べる。

② 被害者特有の心理現象

しかし，筆者がこれまでに出会った性暴力被害者は，ほとんど全員といってよいほど，自分が加害者に「犯された」とは思えず，そう断言できないような様子であった。その大きな原因は，日本社会においては未だにまっとうな「性教育」が実施されておらず，性暴力とはどのような暴力なのか，性暴力被害者の心理状態やそのケア等について学ぶチャンスがないからだろう。さらに，あろうことか「レイプ神話」を被害者自身が内面化しそれに影響されている側面もあるように思われる。「レイプ神話」とは，①女のノーは「イエス」のサイン，「嫌だ嫌だ」と言ってはいるが，心の中ではレイプされたがっているのだ，②男の性欲はコントロールできないのだから，スキを見せた女が悪い，③ちゃんとした女なら死ぬまで抵抗したはず，④性的にふしだらな女だけがレイプ

88002-595 JCOPY

されるのだなどの言説であり，徹底的に男性加害者を擁護し，女性被害者の「落ち度」を責める女性差別的なイデオロギーである。20年前に比べれば，この「レイプ神話」に翻弄される被害者は少なくなったようにも思われるが，現在においてもなお，Hermanのいうように「加害者に意図的に仕組まれて，身体的，心理的，社会的に『犯された』のだ」と，なぜ被害者が確信できないのかという問題がある。

　その理由は，ほかの犯罪被害者と違って，性暴力被害者は「なぜ性暴力を防ぐことができなかったのか」と自分の行動を思い出し，「もう少しああしていれば，こうしていれば被害を回避できたのではないか」と反省し，自らに罪悪感を抱いてしまうからだと思われる。被害者側が罪悪感を抱くことになる理由は，上記調査「加害者との関係」でも明らかなように，90％近くが「顔見知りの加害者─交際相手，元交際相手，上司，同僚，教師，先輩など」からの性暴力だからである。これも「レイプ神話」の1つだが，「レイプとは，暗い夜道を1人で歩いているときに，見知らぬ男から受けるもの」とされており，多くの被害者は，まさか心を許した親しい人や尊敬している上司・教師などから性暴力を受けるとは思ってもいない。そのため事件後も，「なぜ被害を防止できなかったのか」と被害者のほうが反省し，自責感や罪悪感や劣等感に苛まれるという性暴力被害者特有の心理現象が起きる。

❸ 生活上の影響

　しかし，「あり得ない，許されないことがなぜ起こって

しまったのか」という怒りの感情も徐々に強くなり、上記調査においても「加害者や被害時の状況を思い出させるようなことがきっかけで、被害を受けたときの感覚がよみがえる」「異性と会うのが怖くなった」「誰のことも信じられなくなった」「自分に自信がなくなった」「人づきあいがうまくいかなくなった」「外出するのが怖くなった」「生きているのがイヤになった。死にたくなった」という精神状態（PTSD症状）や、「夜、眠れなくなった」「心身に不調をきたした」といった身体的変化や、「仕事や学校をしばらく休んだ・やめた・変えた」「携帯電話の番号やメールアドレス、SNSのアカウントの排除した・変えた」といった生活上の影響が訴えられている。

　これらの性暴力被害者の心理的、社会的困難の根底には、「誰にも理解してもらえない」という孤立無援感がある。Hermanは、「外傷を受けた人々は自己の基礎構造にダメージをこうむっている。自分自身への信頼を失い、自分以外の人々への信頼を失い、神への信頼を失う。自己評価は屈辱と罪悪感と孤立無援感という体験によって打撃を受ける」[3]と述べている。

孤立無援感の克服

　損なわれた自己評価やトラウマの後遺症としてのPTSDから回復するためには、孤立無援状態を脱する必要がある。それは、まず誰かに話すことによってしか始まらない。「相談する」ことによってはじめて、被害者は「あなたは悪くない」という言葉の深い意味を理解し、納

28

88002-595 JCOPY

得することができる。ある被害者の方が「ただ『あなたは悪くないよ』と100回言われても，私は癒されない」と言われたことがあったが，その通りだろう。

心理的回復の道筋は，一本道ではない。まず「性暴力」についての心理教育を受け，各自が受けた性暴力の違い，加害者との関係，被害時の年齢，被害者の生育歴等々を考慮しながらのトラウマカウンセリングによって，徐々に「私は悪くない，自責感や罪悪感，劣等感を持つ必要はないのだ」という新しい自己認識が形成されていく。それは，カウンセラーをはじめとする支援者との関係性のなかで，共感や相互理解を経験することによって自己尊重感を取り戻し，再びこの社会において共に生きて行く自信を獲得することなのである。その意味で，性暴力被害からの回復は，他者との関係のなかではじめて達成され得る成果なのである。

ここに，「相談すること」の重要性がある。上記調査では，「相談した人」は38.3％，「どこ（だれ）にも相談しなかった人」は58.9％にのぼる。相談先としては「友人，知人，家族，親戚」が多く，被害者にとって性暴力相談専門機関は相談先とは認識されていない現状がある。そして，性暴力相談の経験のない人たちは「たいへんだったねぇ。だけどなんでそんな人について行ったの？」などと，意図せずに「セカンドレイプ」的発言をし，被害者に「二次受傷」を与えてしまう傾向もみられる。被害者にとっては「やっぱり理解してもらえないんだ」と再び孤立無援感が強化される事態にもなる。

上記調査においても，相談しなかった理由としては

「恥ずかしくてだれにも言えなかった」「自分さえがまんすれば,なんとかこのままやっていける」「そのことについて思い出したくなかった」「相談するほどのことではないと思った」「自分にも悪いところがあると思った」との心理的理由と,「相談してもむだだと思った」「どこ(だれ)に相談してよいのかわからなかった」「相談相手の言動によって不快な思いをさせられると思った」といった社会的・現実的な理由が挙げられている。私たちは,この現実をなんとか改革しなければならない。

米国では,1970年代に性暴力被害者支援のワンストップセンターが設立されている。しかし,遅ればせながら,日本でも近年,性暴力被害者に対するジェンダーの視点に立つトラウマカウンセリングが確立しつつあり,性暴力被害後の早期から必要な産婦人科医や精神科医等による医療支援や弁護士等による法的支援も確立しつつある。今後さらに,ワンストップ支援センター等の実践を通して,各支援機関との包括的なネットワークの形成や性暴力支援研究が実施されることが待たれる(ワンストップ支援センター等の一覧は巻末参照)。

2018年,ノーベル平和賞を受賞したアフリカ中部コンゴ民主共和国の婦人科医デニ・ムクウェゲ氏が日本で講演し,「被害者が声を上げれば,加害者の側に恥と汚名が移る。女性の性的被害を告発する"#MeToo"などの世界的運動は,男性支配のパラダイムの変化が可能になったことを表している」と述べ,男性に対しても「家父長主義や有害な『男らしさ』といった価値観から自分を解放し,女性と共に行動しよう」と呼びかけた。ムクウェ

88002-595

ゲ医師の「支援者も性暴力被害者とともに性暴力のない世界をつくろう」という熱い思いに共感し，勇気を与えられた[4]。

📖 References

1) 内閣府男女共同参画局：男女間における暴力に関する調査報告書. 平成30年3月（http://www.gender.go.jp/policy/no_violence/e-vaw/chousa/pdf/h29danjokan-12.pdf）.
2) Herman JL（中井久夫, 訳）：心的外傷と回復. みすず書房, 東京, pp.84-85, 1996.
3) Herman JL（中井久夫, 訳）：心的外傷と回復. みすず書房, 東京, pp.83-84, 1996.
4) 朝日新聞（大阪版）：性暴力のない世界へ ノーベル平和賞ムクウェゲ医師. 2019年10月20日付.

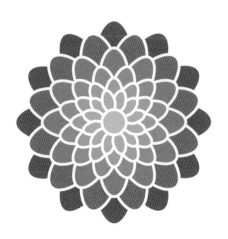

3. 医療者に伝えたいこと

ジャーナリスト
伊藤詩織

性暴力を受けて

　性暴力を受けた日の朝，私は受けた被害をまだ理解しきれずにいた。自宅のベッドに一人ぼーっと座り，何故こんなことになったのか，どうするべきか，そんなことを答えがみつからないまま，ただぐるぐると考えていた。

　一つだけ確かだったこと，それは望まぬ妊娠は絶対に避けたいからモーニングアフターピル（緊急避妊薬）をもらいにいかなければと思ったことだ。モーニングアフターピルは摂取が遅ければ遅いほど，妊娠を回避する確率が下がってしまう。そんな基礎知識はあったため，と

にかくピルは早急にもらいに行かなくてはと思った。

　しかし，その当日は外に出るのが恐ろしかったし，人の多い電車やバスを使うことも嫌だった。できるだけ外の世界に出たくなかった。幸いにも自宅から歩いて行ける婦人科をみつけ，オープン間近に駆け込んだ。「予約がないと受けられません」そう言われてしまい，緊急でピルがほしいのだと伝えると，待てば診察の合間に入れてくれると言ってくれた。それは救いだったが，小綺麗でモダンな待合室で，ブライダルチェックアップをやっているような婦人科の待合室で待つことが辛かった。自分が汚く，この場に相応しくないと感じた。診察の合間に処方を出してくれた先生は，時間がなかったのだろう。診察室に入った私の顔も見ずに「いつ失敗されちゃったの？」と聞いた。私は頭の中で先生には事情を説明するべきか，説明できるかなと考えていたところだった。けれども，合意があった性行為での避妊の失敗を前提にされてしまい，質問には「明け方ごろです」と答えることしかできなかったのだ。そしてそのまま薬を渡され，外で飲むようにと指示された。それが唯一取れたコミュニケーションだった。

サポートにつなげるために

　普段だったら思っていることを言えるほうである自分がそこにはいなかった。この経験を踏まえると，モーニングアフターピルを処方するときは問診票等に「性暴力の被害に遭った可能性はありますか？（情報は厳守しま

す）」に「はい」「いいえ」「どちらともいえない」と答えられる枠があったらもっと早い段階でサポートにつながることができたのではないかと思う。そこでどんな回答があろうと，支援団体や警察窓口の連絡先や医療面で必要とされる検査の情報，性被害に遭ったらどうすればいいのかという内容が盛り込まれたガイドブックを配り，「はい」「どちらともいえない」と答えた場合には直接ワンストップ支援センター（以下，ワンストップセンター）等の支援団体に，接続できるような仕組みになっていれば初期段階で大きなサポートになるだろう。

　しかし，被害を受けたからといって誰でもすぐに婦人科につながることができるわけではない。年齢が若く一人で行くことができなかったり，被害後婦人科へ向かうことすら難しい人もいるだろう。米国などでは薬局でモーニングアフターピルが購入できる。時間を問わず学校や出勤前に購入することができる。私も含め被害後，必死に平静を装わなくてはと何事もなかったように過ごそうとする被害者は，病院へ行くことを学校や職場に伝えることすら負担になる。私はモーニングアフターピルが必要になった女性に早急にピルが行き渡るよう薬局で購入できるようにするべきだと思うし，学生でも誰でも購入しやすいように価格も見直されるべきだと思う。そして市販されるものでもすべてのモーニングアフターピルに「性暴力の被害に遭ったら」とサポートにつながる情報を記載するべきである。被害直後は（加害者が知人である場合はなおさら）受けた被害が性暴力だったと認識できるまで時間がかかってしまう。なので繰り返しに

なるがモーニングアフターピルを服用するまでの間（被害から2日間）に被害後どうするべきかという情報に触れることは重要である。

性暴力を受けたらどうすればいいのか，そんなことは学校では誰も教えてくれなかった。内閣府の調査によると，女性の13人に1人が望まない性行為等を強要された経験があり，警察に相談したのは，そのうちのわずか2.8％。ワンストップセンター，男女共同参画センター等公的機関に至っては，1％以下だ。

ワンストップセンターのあるべき姿

私はその1％に入ることができなかった。東京のワンストップセンターに電話ではつながれたものの，必要な検査や受け入れてくれる病院を紹介してもらえないか聞いたところ，面接を受けなければ情報を与えられないと言われた。当時，公共の交通機関も怖くて使えないなか，また東京の中心から遠く離れた場所に位置しているワンストップセンターへ面接に向かうことはできなかった。

韓国ソウルのひまわりセンターは若者で賑わう東大門にある。ここに駆け込めば証拠の採取や治療を受けられ，告訴の手続きもできる。すべてを1ヵ所で済ませ，繰り返し話をさせない等，被害者の負担を軽減することが狙いだ。またこの場所は24時間365日開いている。スウェーデンのストックホルム南病院にある緊急レイプセンターは総合病院の一角にあり，正面入口でないところから入れるようになっている。これらに共通しているの

はワンストップセンターが24時間開いており，アクセスしやすい場所にあるということである。そのため，いつでも駆け込みやすい。ワンストップセンターの所在地が広く情報公開されていなければ，駆け込むことができないうえ，すぐにつながることが難しくなってしまう。セキュリティーの問題を懸念しているのであれば，電子ロックなどの工夫がなされるべきであろう。被害後は医療的サポートを受けたくても告訴等に至るまでは多くの被害者が相談を悩むだろう。だからこそまずは早急に行わなくてはいけない治療や証拠採取等の医療的サポートを受け，その後に告訴等の法的支援や生活支援等を受けられるという順番は理にかなっている。そして同じ場所で支援を受けられることは，新しい場所で事情を知らない人に何度も説明するという負担が軽減され，安心して必要なサポートに順次つながることになるだろう。

回復の一歩を踏み出すために

　私は被害を受けたこと以上に，その後に直面した日本の性暴力被害への法的，社会的そして医療的サポート体制や理解の少なさに大きなショックを受けた。同じ経験で傷つく人をこれ以上増やさないためにも，それぞれのフィールドでこれから自分に何がどう改善できるのかを考え実行に移していきたい。すぐにサポートを受けられるということはその後の回復に大きくかかわってくるだろう。初期段階で自分の受けた暴力としっかり一緒に向き合ってくれる人がいると知るだけでも，その後の一歩

88002-595 JCOPY

が踏み出しやすくなるのだ。

　私は今日になってもまだきちんとセラピーを受けられ
ていない。捜査やその後の対応にエネルギーを取られて
しまい，今抱えている心の傷ときちんと向き合うことが
できていないのだ。今回この執筆をさせていただき，こ
れから私ももう一歩踏み出そうと心に決めた。

II. 被害者支援の流れ

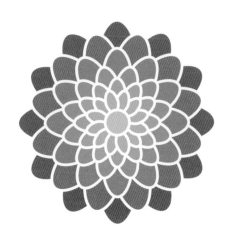

1. 性暴力被害者の権利と情報提供

一般社団法人 Spring 代表理事
山本　潤
（SANE，性暴力被害者支援看護師）

　本章では，次のような性被害当事者が受診されたとき
に医療関係者が行う刑事司法手続きについて説明する。

　① レイプ・強制わいせつの被害を受けた人が単独で
受診した。警察やワンストップ支援センター（以下，
ワンストップセンター）には連絡していない。

　② 診察をしているなかで，性暴力・性的虐待をうけて
いるのではないかと気づいた。

　このような場合には，医療的ケアだけではなく，刑事
司法手続きや被害者救済のための法的サポートについ
て，医療者から説明できるとよい。

被害者の権利を伝える

心身に大きなダメージを受けた被害当事者は無力感から自分には何の権利もないと思い込むこともある。しかし，犯罪被害者には多くの権利があり，特に重要な3つの権利[1]が実現されるよう支援しよう。

1 知る権利

「真実を知りたい」「再び被害を受けることがないように加害者の情報を知りたい」「どのような支援を受けることができるのかを知りたい」等をはじめとするさまざまな情報を「知る権利」がある。「被害者にとって，加害者が逮捕され，重い刑罰を受けることが重要であるが，たとえ逮捕されなくても，あるいは刑罰が軽くても，必要な情報が適切に知らされることがより重要である」[2]といわれる。早い時期から，刑事手続や被害者補償について紹介することが大切である。

2 刑事司法に参加する権利

性暴力は加害者によってなされる対人暴力であり，性暴力のなかには，強制性交等罪，強制わいせつ罪に問われる犯罪がある。自分のケースを警察が捜査してくれるだろうかと本人や医療者が迷うときもあるだろう。しかし，被害者には「刑事司法に参加する権利」がある。その権利が実現できるよう，支援員や弁護士に相談できるシステムの構築が求められる。

3 被害から回復する権利

被害からの回復には，長い時間がかかり，専門的な治療が必要になる場合もある。被害によって変わった生活

を整えていくことも重要だ。性暴力被害者が受けられる
サポート・支援機関の場所や連絡先についても本人に伝
えられるとよい。

情報提供時の配慮

1 心身の状態を確認しながら説明する

　性暴力は混乱や不安をもたらし、解離やPTSD症状ま
でさまざまな影響を及ぼす。普段であれば冷静に判断で
きる人も、混乱して何も決められなかったり、機械的に
うなづいていたりするだけのこともある。

　情報提供にあたっては呼吸や心拍等の神経系統の反応
を観察し、身体の緊張や震え、皮膚が蒼白ではないか、
放心したような表情ではないか等心身の状況を確認しな
がら、本人の状況に合わせて対応できるとよい。

2 医療者に不信感を持つことがある

　性暴力被害を受けたことにより、「自分には何の価値
もない」「誰のことも信じられない」「このような被害を
防げなかった自分自身を信頼できない」等の思いから、
何事も否定的に捉えがちになることがある。また、親し
い人や尊敬していた指導的な立場の人による性加害の場
合は「親切そうに見えても、下心がある」と誰に対して
も、警戒心を抱くようになることもある。

　被害の影響によるこのような反応は当然のことである
と理解しよう。安全で安心できる環境を提供し、応対す
るあなたが信頼できる人だと感じてもらうことが大切に
なる。具体的には、落ち着ける暖かみのある部屋の設営、

88002-595

穏やかで安心できる態度，被害当事者の心に寄り添った
対応が必要である。

③ 安全な生活を送れるかを確認する

診察室を出てからの安全の確認も大切である。家に
帰って安全なのか，安全に家か避難先まで行けるか，信頼
でき，すぐ来てくれる人は近くにいるのか。被害者の安全
の確保が懸念される場合は支援を受けられるか検討する。

説明のポイント

- パンフレット等，視覚的に理解しやすく，後で見直せるものを用いて説明しよう。
- 後から相談できるよう，相談窓口の場所と連絡先を伝えよう。

刑事手続の説明

ここからは一般的にどのように手続きが進むのかをチャート（図）を用いて説明していく。

次に支援員等の行っている手続きを解説する。医療者にとっては実際にここまで行うことはない内容かもしれないが，知っておくとより適切な支援につながるので参考にされたい。

❶本人が性被害を訴えた場合（チャート❶～⓯）

性暴力被害者診察では，どのような被害であったのか情報収集とアセスメントを行う。状況に応じて本人のペースや理解度を尊重しながら，❷～⓯）までの必要な情報を伝えよう。

II. 被害者支援の流れ

43

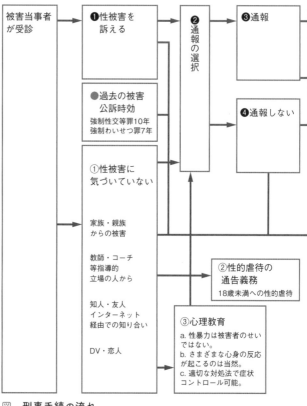

図 刑事手続の流れ

①本人が性被害と気づかない場合（チャート①～③）

> 義父は私をちやほやして特別な存在みたいに扱ってくれ
> たの。誰もがやっていることだから自分が教えてやると
> 言われた。性暴力だなんて，知らなかった…。
>
> 義父から性的虐待を受けた13歳の少女

加害者が家族や知人の場合，被害であると気づかない

88002-595 JCOPY

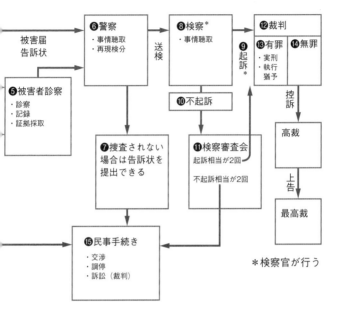

被害者支援の流れ

*検察官が行う

ことがある。誰かに被害だと指摘されたり，精神的症状（不眠，食欲不振，パニック発作等）が続いたりし，身体が重くなる感覚等で被害に気づくこともある。別の性被害事件の報道やほかの被害者の話を聞くことで，被害と気づき悩みながら受診する人もいる。被害と認めたくない・被害と判断できない当事者に③の心理教育を行い，被害について一緒に考えられる機会を提供することが大

切である。

　妊娠や性感染症の症状の診察中に，被害を疑った場合
は，事実を確認する必要がある。家族が診察室にいると
被害を伝えられないことがあるので家族には席を外して
もらい，本人と直接話せるようにする。

②性的虐待の通告義務

　18歳未満の性的虐待は，通告義務がある。医療者等も
児童虐待の早期発見に努め（児童虐待防止法5条），児童
虐待を受けたと思われる児童を発見した者は，速やかに
児童相談所に通告しなければならない（同6条）。通告は
守秘義務違反にはならない（同6条）。また，虐待通告に
本人の同意は不要（個人情報保護法23条）だが，児童が
経験したことは性被害であることを伝え，本人の気持ち
を十分に聞きながら理解が得られるよう通告の必要性を
説明しよう。なお，通告義務を怠った場合の罰則規定は
設けられていないが児童の保護に資する対応を心がけた
い。

Q 「誰にも言わないで」と言われたら？

A 　未成年の当事者は「誰にも言わないなら話す」と
　　言うことがあるが，性被害・性的虐待は個人では解
　　決できない大きな問題である。守れない約束をしな
　　いためにも，「あなたの安全を守る手助けをするた
　　めにも，他の人に話すことが必要です」とわかって
　　もらえるよう伝えよう。

Q 親権者の許可を得なくていいの？

A 　未成年でも，被害届や告訴状を出すときに親権者の同意は不要とされており，小学校高学年から告訴能力が認められた例もある（名古屋高裁金沢支部平成 24 年 7 月 3 日判決)。

恋人・パートナーからの被害

　日本では恋人・パートナーからの被害は，ほとんど検挙されておらず，2012 年の強姦事件で検挙された配偶者は 0.3％しかいない[3]。この背景には，被害当事者が届け出をためらう，警察が知っても性犯罪として積極的に捜査しない等が考えられる。

　近年ではパートナーによる性加害により，PTSD やうつ病の発症リスクを増すこと等が報告されている[4,5]。被害当事者が支援を受け，自分自身で判断できるようになるために DV・被害者支援機関につなげることが大切である。未成年の DV 被害も同様のことがいえる。

③心理教育

　性暴力の特徴を説明し，性暴力による心身への影響を伝えることを心理教育という。本人にとって必要と思われる情報を伝え，適切な対処法を学ぶことは症状を軽減させていくためにも必要である。被害当事者だけでなく，その被害事実を知った家族や恋人，教職員等の身近な人に行うこともある。

心理教育で伝えるべきこと[6]

a. 性暴力は加害者の責任で起きたものであり，被害者の せいではない。

b. 性暴力を受けたあと，さまざまな心身の反応が起こる のは当然である。

c. 適切な対処法で症状をコントロールすることができ る。

被害当事者には「あなたの責任ではない」ことを伝え よう。医療者もトラウマを理解したかかわりについて学 ぶことが大切である。

Q 過去の被害を訴えるには？

A 被害を認識できたとしても，公訴時効を過ぎた事 件については加害者に刑事責任を問うことはできな い。公訴時効は強制わいせつ罪で7年，強制性交等 罪で10年である。それを越えた場合，残された選択 肢は民事手続きのみとなる。

❷通報するかしないかの選択（表1）

通報したことが知られたら，仕返しをされるんじゃない か，みんなに知られてしまったら会社に行けなくなるか もと思うと苦しくなる…。

上司から性被害を受けた44歳の女性

犯罪に気づいた場合は，誰でも告発をすることができ る（刑事訴訟法239条）が，通報するかしないかは本人

表1　通報のメリット・デメリット

メリット	・医療費等が公費負担される。 ・捜査や裁判を通じて事実を明らかにできる可能性がある。 ・加害者の情報を知ることができる。 ・加害者に責任を問うことができる。 ・司法関係者から真摯な対応を受けることで，人や社会への信頼を取り戻せる可能性がある。
デメリット	・捜査や事情聴取により症状が悪化する可能性。 ・通報したことを責められる等の身の回りの人からの二次加害の可能性。 ・メディアに事件が知らされ対応が必要になる可能性。 ・加害者や関係者の逆恨み。

の選択を尊重する必要がある（性的虐待であれば通告義務がある）。

　被害を思い出すと混乱してしまったり，一人で決めることが困難な場合もある。「ワンストップセンター等で支援員に相談することもできます」「性暴力被害に詳しい弁護士に相談してから決めることもできます」と伝えよう。通報しても，自動的に捜査が始まるわけではなく，相談するだけでも可能なことを被害者が知るのも通報を判断するときの材料となる。

🌸 通報時の心配事に答える

　通報時の心配事には次のように答えたらよいだろう。

🗣 「自分の名前や事件を知られたくない…」

🧑 「警察に名前や事件を公表しないように依頼することができます」

🗣 「相手が家族で名字が一緒だから，訴えたら自分が被害者だと周囲に知られてしまう…」

🧑 「身元が明らかにならないよう加害者を匿名にして裁判をすることもあります」

🗣️「後から，訴えを取り消したくなるかも…」

👩「被害届は取り下げることができます。告訴状も取り下げることが可能ですが，その場合二度と提出できないので支援員や弁護士と相談するとよいと思います」

オープンクエスチョンで，本人の理解度を確認する

「警察に相談に行ったら，どうなると思いますか？」「何か不安なことはありますか？」等，オープンクエスチョンで聞くと，本人の状況認識を把握することができる。「わからないところがあれば，質問してくださいね」と伝えることで，不安や恐れを言ってくれるかもしれない。答えに応じて，気持ちに寄り添った対応をしよう。

❸通報する

警察に行くのは免許更新の時くらいでどこに行けばいいのかわからなかった。窓口で「レイプ被害を受けた」って何回も言ってやっと刑事課につないでくれた。

🗣️ 大学の先輩から被害を受けた 21 歳の女性

通報は電話でもできるが，被害が受理されるためには警察署を訪れることが必要となる。

被害届の提出は最寄りの警察署でもよいが，警察の捜査権限は，事件が発生した場所，あるいは被疑者の居住地を管轄する警察署が有する。二度手間にならないよう，どちらかの警察署に連絡したほうがよい。警察には専門研修を受けた性犯罪捜査員がいるものの，常時待機

88002-595 JCOPY

しているわけではない。「性犯罪の被害を受けたので，刑事課につないでほしい」と伝え，専門の性犯罪捜査員に対応してもらえるよう時間調整をして訪れよう。

 Q 弁護士を探すには？

A 本人が望む結果を出すためには，弁護士に相談することも大切である。医療がそれぞれの診療科に分かれているように，弁護士も専門分野を持っているので，相談するときは，性暴力に詳しい弁護士を選ぼう。

どこで探せばいいの？

●各都道府県にある弁護士会に相談する。

●ワンストップセンターに相談する。

一般的に，弁護士費用は高額なイメージがあり，費用の心配をする被害者は多い。条件を満たせば下記の制度を利用することができ，日本弁護士連合会の犯罪被害者法律扶助は未成年であれば，原則返還の必要はない（表2）。

🌸 弁護士を選ぶ

法律上，できることには限界がある。被害の回復・賠償を求める被害当事者の希望と異なる現実的な判断を弁護士から示されることもあるだろう。徐々に現実と折り合いをつける過程は，被害当事者にとっては苦しいものとなるだろう。被害から立ち直り新たな生活に入るきっかけとなるよう，必ずしも被害者中心ではない法制度のなかで，一緒に闘ってくれる信頼できる弁護士を選ぶことが大切である。

表2 弁護士費用の支援

	民事手続き	刑事手続き	条件	返還
法テラス（日本司法支援センター）の民事法律扶助	損害賠償請求手続きについて支給。基準額は居住地・世帯人員によって異なる		あり ・収入が一定以下	必要 ・条件を満たせば猶予や免除もある
日本弁護士連合会の犯罪被害者法律扶助		・事情聴取への同行 ・加害者弁護人への対応 ・マスコミ対応等の弁護士費用の立替払い	あり ・収入が一定以下 ・資産の合計額が200万円未満	必要 ・未成年は原則返還の必要なし
国選被害者参加弁護士制度		刑事事件の公判における被害者参加の弁護士費用を国が負担	あり ・預貯金等の資産合計額が200万円未満	

（特定非営利活動法人性暴力救援センター・大阪SACHICO，編：性暴力被害者の法的支援—性的自己決定権・性的人格権の確立に向けて．信山社，東京，pp.111-112[12]）をもとに作成）

❹通報しない選択

> 自分の身に起きたことを誰かに伝えるのは，死ぬより最悪なこと。

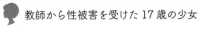 教師から性被害を受けた17歳の少女

　加害者が知人である等のさまざまな事情で，通報しないことを選ぶ当事者もいる。

　ただ，気持ちは揺れ動くもの。将来，通報したいと思うようになるかもしれない。そのときに，知っておけばよかったと後悔しないよう下記のポイントを伝えよう。

●強制わいせつ罪は7年，強制性交等罪は10年の公訴時効がある。時効を過ぎたら，加害者に刑事責任を問う

ことはできない。

●法医学的証拠は警察や一部のワンストップセンターに保管を依頼しておけば，訴える場合に使用できることもある。

●医療機関でのカルテ（診療録）の保存義務は5年であり，5年を超えた場合はカルテの記録が廃棄されていることがある。

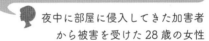

❺被害者診察

診察台に上がって脚を開くのはすごく屈辱的なことだった。これは必要なことなんだと必死に自分の言い聞かせて耐えた。

夜中に部屋に侵入してきた加害者から被害を受けた28歳の女性

性暴力被害者診察では，本人の了解を得て，加害者の体液や毛髪等の法医学的証拠採取を行う。客観証拠は，捜査や裁判での有用な判断材料となる。

しかし，最もプライベートな部分である性器や身体を無理やり加害者に触られた被害当事者のなかには，相手が医療者といえど触られることに強い拒否感を持つ人もいる。触られることでトラウマの引き金となり，フラッシュバックが起こることもある。

ご本人の心身の状態をアセスメントしつつ，苦痛が緩和されるような言葉かけや配慮が必要だ。

また，証拠採取を受けるか受けないかの選択権は本人にある。メリットとデメリットについて十分理解を得たうえで判断できるよう説明しよう。通報，もしくはワン

表3 法医学的証拠採取のメリット・デメリット

メリット	加害者の体液や毛髪等の客観証拠が得られる。 傷や状態を記録に残せる。 レイプドラッグ使用時も尿検査・血液検査・毛髪検査から薬物反応を検出できる。
デメリット	法医学的証拠採取による客観的証拠がないと裁判で不利になる可能性がある。 時間が経過していると証拠採取ができない場合もある。

ストップセンターの支援を受けた場合には医療費が支給される場合もある（表3）。

❻警察

通報したら全部終わると思っていた。でも，その後にたくさんのひどいことが始まった。被害を思い出して何時間も同じ話を，別々の人にしなきゃいけなかった。被害を受けた場所に行かないといけないと知って，アタマがおかしくなりそうだった。

塾講師から性被害を受けた16歳の少女

警察の捜査が始まると，被害当事者は事情聴取と再現見聞への協力を求められる。

🌸 事情聴取

警察署での事情聴取は数時間かかり，自分の被害の詳細を話す必要がある等，当事者にとっては苦痛が大きい。恐怖の再現と言う人もいるため，性犯罪捜査員に対応してもらい，途中で休憩をはさむ等の配慮を得られるようにしよう。女性警察官を要望することもできる。本人が緊張や解離で自分の状況に気づかない場合もあるので本人の希望があり，ワンストップセンターが対応できれば事情聴取に同行してもらうことができる。

88002-595 JCOPY

再現検分

事件現場に足を運んだり，もしくは警察署等で人形を使ったりして事件現場を再現する。人形がないときは警察官が代役をすることもある。被害の場面を再現し，写真を撮られることから体調が悪化する人が多いので，十分な配慮が必要となる。警察の犯罪被害者支援室に公認心理師/臨床心理士がいる場合，要望すれば派遣してくれることもある。

警察からの情報提供

加害者が逮捕されているかどうかは本人にとって重要な情報である。捜査状況や犯人を逮捕した場合の名前や年齢，釈放されているか等を被害者に連絡する「被害者連絡制度」がある。被疑者が少年の場合は，保護者の氏名のみ伝えられる場合もある。もし，情報提供を望まない場合は，警察官に事前に伝えることができる。

匿名での逮捕状や勾留状の発布

逆恨みやつきまといの危険性等があり必要と認められる場合，被害者を匿名にして逮捕状や勾留状を発布できる。

被害者が子どもの場合の協同面接

子どもが被害者である場合は，事情を繰り返し聞かれることで記憶の混乱が起こり，供述の信用性が揺らぐ可能性があるため，警察，検察，児童相談所が協同で面接を行う。対象は児童相談所が関与している刑事事件として立件が想定される重篤な虐待事例等になる。「協同面接」は米国で始まり，インタビュアー1人が子どもに聞き取りを行い，そのほかの専門家はモニター画面やワン

ウェイミラーで待機して，それぞれの立場から聞きたい質問をイヤホンマイク等で，インタビュアーに伝え，1回で事情聴取ができるよう開発されたものだ。事情聴取場面はビデオ録画され，裁判所に提出されるので，子どもが裁判で証言せずに済むようにしている。

「協同面接」は 2015 年にはじまったばかりの制度である。被害者の負担軽減と被害者支援に沿ったものとなるよう今後より一層改善する余地があるだろう[7]。

❼捜査されない

通報しても，捜査されない場合がある。ワンストップセンターの報告では，特に知人からの被害，性風俗に従事しているなかでの被害等は捜査がされにくいといわれている。

被害申告を受けて，簡単な捜査をしたが事件化せず，被害届が受理されない場合もある。

警察庁は，通達・捜査規範に基づき被害届は即受理することと指示している。しかし，現場の警察官が被害届を受理しないときもある。その場合はワンストップセンターの支援員や弁護士と一緒に警察署を訪れよう。それでも被害届が受け取られない場合は，告訴状を提出する。告訴状を受理した場合，捜査機関は捜査を行いその結果を検察庁に送致する義務を負うからである（刑事訴訟法 246 条）。

医療者として知っておくべき刑事手続の流れ

ここから先は臨床の現場で医師に説明が求められるも

88002-595 JCOPY

のではないが，支援員等から必要に応じて段階的に説明
しておくことが望ましく，医療者も知っておくべきこと
である。

❽検察での事情聴取

> 警察官と話すよりは短かったんだけど，検察官と話すの
> はすごく緊張した。だって，ちゃんと話せなかったら，
> 逮捕されたあいつを裁判所に行かせられないかもしれな
> いから。

見知らぬ人から被害を受けた 13 歳の少年

検察官の役割

警察での捜査が終了したら，警察が収集した証拠はす
べて検察官に渡される（送検）。証拠を調べ，起訴するか
どうかを決めるのは検察官であり（刑事訴訟法 247 条），
検察官は被害者から直接話を聞き，主張が真実である
か，刑法上の犯罪にあたるのか，裁判で立証できるかを
検討する。

必要があれば，警察に被害者の事情聴取をはじめとす
る補充捜査を指示することもある。そして，裁判になっ
たとき，被害者に代わって犯人の有罪を立証し，どの程
度の罪とすることがふさわしいかの意見を述べ求刑する。

検察での事情聴取

起訴・不起訴が決まる検察での事情聴取は，とても緊
張するものだ。被害当事者が希望すれば検事室のなかま
で支援員が同行することができる。支援員と一緒に，
「今，ここは安全であること」を確認したり，呼吸法等の
リラックス法を取り入れたりして，支援を受けることが

大切である。検察官・事務官ともに女性を希望することもできる。

❾起訴, ❿不起訴

> 僕が被害を受けたのに，訴える権利がないなんて，おかしい。

　　　　　　　16歳少年，野球コーチからの被害

　起訴・不起訴が決まれば，検察官は告訴人である被害当事者に速やかに伝える必要がある（刑事訴訟法260条）。しかし，嫌疑不十分や起訴猶予と判断され不起訴となる場合もある。

　嫌疑不十分とは犯罪に対する疑いが十分に証明されないことをさす。起訴猶予とは犯罪があったことは認めるが軽微である，悪質ではない，あるいは被害者と示談が成立した場合に適用される。

不起訴理由を知りたい

　不起訴になった場合，検察官に理由を聞くことができる（刑事訴訟法261条）。伝えてもらえない場合も，公益上必要と認められれば，捜査を担当した検察庁に不起訴記録を閲覧・コピーすることもできる（刑事訴訟法47条但書，平成20年11月19日付最高検次長検事通達参照）[8]。

納得していないと伝える

　検察官から告訴を取り下げるよう求められることもあるが，無理に取り下げる必要はない。検察審査会への申し立ての余地を残すためにも取り下げないことが大切である。検察審査会のようなさらなる法的措置を検討することで，納得していないことを検察側に伝えることがで

88002-595 JCOPY

きる。

⓫検察審査会

不起訴になった場合は検察審査会に申し立てることができる。くじで選ばれた市民11人からなる検察審査会の判断で，強制的に起訴を議決できる制度である。

しかし，本制度が2009年に導入されてから，性犯罪の強制起訴は準強姦に問われたゴルフ練習場経営者のみである。それも無罪が確定しており，被害当事者にとっては容易な道ではない。

⓬裁判

起訴されれば裁判になる。法廷に出席するのは，自分に加害を行った加害者の近くに行くこと，顔を見ること，声を聞くことになり，そのすべてがフラッシュバックの誘因となる。

最近では衝立で加害者と直接対面しないようにしたり，別室とビデオでつないで証言する等の方法がとられることもある。また，被害者が供述する間，裁判所が被告人を退廷させることもできる。

🌼 加害者とすれ違わないようにする配慮

加害者が釈放されている場合，裁判所で加害者から嫌がらせを受けたり，加害者の家族・知人から心無い言葉を浴びせられることがある。すれ違うことがないよう司法関係者が通る道を使う等の配慮を受けることもできる。

🌼 被害当事者の証言場面がない場合

支援員に代わりに傍聴してもらい，裁判の様子を聞くこともできる。

被害者参加制度とは？

　　被害者または委託を受けた弁護士等から申し出を
行い，裁判所の決定により，公判期日に出席し，被
告人に対する質問を行う等，刑事裁判に直接参加す
ることができる制度である。

　　被害者参加人になると，

　①公判期日に出席すること

　②検察官の権限行使に関し，意見を述べ，説明を
　　受けること

　③証人に尋問をすること（情状に関する事項）

　④被告人に質問をすること

　⑤事実関係や法律の適用についての意見陳述

ができるようになる。

　　被害者は心情に関する意見（刑事訴訟法 292 条の
2）だけでなく，事実認定や法律の解釈適用，量刑に
ついても意見を述べることができる。

　　上記の行為を弁護士に委託することもできる。な
お，親権者が未成年の場合，法定代理人（親権者）
が申し出を行うことになる。

　　被害者参加制度を利用したのは 2017 年には 321 人
と，制度が始まった 2009 年の 5 倍以上にもなり，性
犯罪裁判の 2 割ほどで被害者が参加していると推測
されている[9]。

意見陳述

❷の裁判において被害当事者は希望すれば，被害に関
する心情や被告事件に関する意見を陳述あるいは書面

（意見陳述書）で提出することができる。しかし，犯罪事実の認定に用いることはできない。

Q 裁判員裁判とは？

A 地方裁判所ごとに，管内の市町村の選挙管理委員会がくじで選んで作成した名簿に基づき，翌年の裁判員候補者名簿を作成，事件ごとに裁判員候補者名簿のなかからくじで裁判員候補者が選ばれる（裁判員制度[10]）。

Q 裁判員裁判になるのは？

A 懲役刑に無期が入る強制わいせつ・強制性交等致傷罪で起訴されれば，裁判員裁判となる。強制わいせつ罪，準強制わいせつ罪，強制性交等罪，準強制性交等罪，監護者性交等罪などは職業裁判官のみの裁判となる。

Q 裁判員裁判とプライバシー

A 裁判員には守秘義務がある。裁判員になる前の候補者の段階では被害者を匿名にしたり，被害者に先に裁判員候補者名簿を開示して関係者を特定してもらう[11]等の配慮がされる。

⓭有罪

加害者が有罪で実刑になれば刑務所に収容されることになる。検察庁に申し出れば，被害者通知制度により，出所予定時期等を事前に通知してくれる。執行猶予がつき刑務所に入らない場合もある。

⓮無罪

加害者が裁判で無罪となることもある。その場合は，検察官が高等裁判所に控訴するかを決定する。被害当事者は，控訴してほしいと要望することもできる。

✿ 加害者が少年（20歳未満の者；少年法2条）の場合

加害者が14歳未満の場合は，法律上，刑事責任能力がないとされ（刑法41条），刑罰を科すことができない。児童福祉機関が調査し，相当と認められれば，家庭裁判所に送致し審判に付される（児童福祉法25条，27条，少年法3条2項）。14歳以上，20歳未満の場合，加害者の被疑事実が検察官に認められれば家庭裁判所に送致される。加害者が少年の場合，情報を得ることは成人より困難になるが，「一定の要件のもとで裁判所が被害者の審理の傍聴を認めることができる」[12]。

⓯民事手続き

刑事手続きとは別に民事手続きを利用することができる。民事手続きには加害者を相手に，損害賠償を請求する訴訟（裁判）などがある。

刑事事件として捜査・起訴されないときでも，民事訴訟（裁判）の中で事実が明らかにされる場合がある。詳しくは支援員や弁護士に相談するとよい。

性暴力のない社会を作るための医療機関の役割

日本では女性の13人に1人，男性の67人に1人が無理やりの性交を受けた経験がある。しかし，そのなかで

88002-595 JCOPY

医療関係者に相談した人は 1.8％，警察に連絡・相談した人は 3.7％に過ぎない（平成 29 年内閣府男女共同参画局調査）。警察・検察と複数回にわたる事情聴取，犯罪現場を再現させられ立ち会う再現検分，裁判所の事前見学が許可制であること等，被害者中心ではない司法手続きの不備は，刑事裁判へのハードルを高くしている。

「1 人の性犯罪加害者は生涯 380 人の被害者を出す」との試算がある[13]。被害当事者が訴えなければ，加害者は抑止（逮捕）されないため，訴えやすい仕組みを作っていくことは重要な課題である。加害者は逮捕や訴追をきっかけに治療教育を受けることで，性加害をおこなわなくなる可能性がある。そのことは，巡り巡って性暴力が発生しない性的な安全・健康を守れる社会の実現につながるだろう。

そのために医療機関には，

●捜査や裁判で判断の根拠となる有用な証拠・記録を提示し，中立的な立場で証言すること，

●被害当事者が訴えにくいエビデンスを伝え，訴えやすくなる配慮を司法機関に求めること，

●データや事例を蓄積し，刑事司法手続き上の不備を改善していくこと，が求められる。

医療関係者が刑事司法手続きを知ることは，記録や証拠がどのように裁判について役立てられるかを理解するためにも重要である。そして，刑事司法手続きの困難を学ぶことは目の前の被害当事者を理解するうえでも大切になる。被害者の権利を理解した医療者が，適切に説明し，質問に答えられることは被害当事者の回復の大きな

力になる。この章がその一助となれば，幸いである。

=== まとめ ===
●犯罪被害者の3つの権利
●チャートの流れを理解する
●心理教育の3つのポイント

📖 References

1) 諸澤英道：被害者学．成文堂，東京，p.584，2016.
2) 諸澤英道：被害者学．成文堂，東京，p.640，2016.
3) 警察庁：平成25年版犯罪被害者白書．pp.248-249，2013.
4) Weaver TL, Allen JA, Hopper E, et al.：Mediators of suicidal ideation within a sheltered sample of raped and battered women. Health Care for Women International, 28：478-489, 2007.
5) Temple JR, Weston R, Rodriguez BF, et al.：Differing effects of partner and nonpartner sexual assault on women's mental health. Violence Against Women, 13：285-297, 2007.
6) 野坂祐子，浅野恭子：マイ・ステップ―性被害を受けた子どもと支援者のための心理教育．誠信書房，東京，2016.
7) 特定非営利活動法人性暴力救援センター・大阪SACHICO，編：性暴力被害者の法的支援―性的自己決定権・性的人格権の確立に向けて．信山社，東京，pp.97-98，2017.
8) 特定非営利活動法人性暴力救援センター・大阪SACHICO，編：性暴力被害者の法的支援―性的自己決定権・性的人格権の確立に向けて．信山社，東京，p.85，2017.
9) 朝日新聞社：性犯罪の被害者，裁判参加に高まり「知りたい」思いは．2019年1月15日付．
10) 最高裁判所：裁判員の選ばれ方（http://www.saibanin.courts.go.jp/introduction/how_to_choose.html）.
11) 朝日新聞社：裁判員選任，性犯罪被害者に名簿を開示　最高裁が通知へ．2009年6月5日付．
12) 特定非営利活動法人性暴力救援センター・大阪SACHICO，編：性暴力被害者の法的支援―性的自己決定権・性的人格権の確立に向けて．信山社，東京，p.90，2017.
13) 藤岡淳子：性暴力の理解と治療教育．誠信書房，東京，p.21，2006.

88002-595 JCOPY

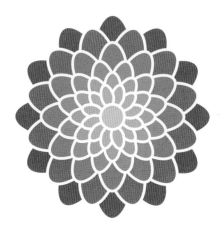

2. 刑事裁判までの流れ，刑法の構成 要件および医学的証明の位置づけ

女性共同法律事務所
角崎恭子（弁護士）

　性暴力の被害に遭った場合に，まず警察に届け出よう と考える被害者は極めて少なく，警察が認知しているい わゆるレイプの被害者は，全体の3%程度といわれてい る。しかし，性感染症や妊娠等への不安から，医療機関 を受診する被害者は比較的多いと考えられ，その場合 は，警察より先に，医療機関が被害者に接することにな る。以下では，刑事事件を念頭に，法的手続きを概観す る。

性犯罪とは何か

　当事者の望まない性的な接触を，広く性暴力と捉えると，そのうちの「性犯罪」とは，刑法や条例，児童福祉法等で，処罰が定められたもののみをさすため，非常に範囲が狭くなる。刑法で定められる主な性犯罪は，以下のとおりである。

1 強制わいせつ・強制性交等

強制わいせつ（刑法 176 条）

● 13 歳以上の者に対し，暴行又は脅迫を用いてわいせつな行為をした者は，6 月以上 10 年以下の懲役に処する。13 歳未満の者に対し，わいせつな行為をした者も，同様とする。

強制性交等（刑法 177 条）

● 13 歳以上の者に対し，暴行又は脅迫を用いて性交，肛門性交又は口腔性交（以下「性交等」という。）をした者は，強制性交等の罪とし，5 年以上の有期懲役に処する。13 歳未満の者に対し，性交等をした者も，同様とする。

　条文からわかるように，いずれも，「暴行又は脅迫」が，犯罪を構成する要件（構成要件）として定められており，判例では，その暴行・脅迫が，被害者の反抗（抵抗）を著しく困難にする程度に達する必要があると判断されている。この要件は，被害者が危険を顧みずに抵抗

88002-595 JCOPY

し，そのような抵抗を抑圧するに足る暴行・脅迫がなされたことを要求するものといえ，批判がなされているが，2017年の刑法改正では，構成要件から排除されなかった。

また，客観的には上記程度に達する暴行・脅迫がなされていない場合には，被害者が，恐怖心等から体がすくみ，抵抗できなかったのだとしても，加害者が「被害者が同意した」と誤信すれば，加害者には，暴行・脅迫をもって被害者の抵抗を抑圧してでも加害行為に及ぶという意図（犯罪の故意）が欠けるため，上記犯罪は成立しない。

13歳未満の者には，性的な行為に同意する能力がないものとされるため，被害者が13歳未満の場合には，暴行・脅迫がなくとも，強制わいせつ・強制性交等が成立する。

2017年の刑法改正までは，強姦の被害者は女性に限定されていたが，改正後は，肛門性交や口腔性交も性交等に含まれることとなり，被害者は女性に限られない。

同年の刑法改正では，性犯罪について，親告罪（被害者の告訴がなければ起訴することができない犯罪）の規定が削除されている。ただ，現実には，被害者の協力なしに，捜査，裁判を行うことは困難であるため，被害者の意向に反して捜査がなされるケースは例外的であるとみられる。

2 暴行・脅迫要件について

被害者にとっては耐え難いことであるが，刑事事件の捜査・裁判において，被害者が常に，「抵抗したか」「同

意をしたかのように誤信されるような振る舞いをしな
かったか」という追及にさらされることになる原因はこ
の要件にある。たとえば，上司から部下に対する継続的
な性暴力等は，明らかな暴行・脅迫がない場合も多く，
警察に被害を訴えても，捜査が進展しないことが多い。

　被害者の反抗（抵抗）を著しく困難にする程度の暴行・
脅迫が存在したか否かを判断するための客観的な証拠と
して，医療機関の診療記録や，被害者自身が撮影した怪
我の写真等が挙げられる。そのため，医療機関において
は，治療を要さない程度の怪我（皮膚が赤くなっている，
擦り傷がある，痣が生じている等）についても，記録し
ておくことが望ましい。

　逆に，外性器や腟に傷がない，処女膜が保たれている，
腟に精液が（目視では）存在しないといった記載が，暴
行を否定し，ひいては，犯罪の成否を否定する根拠とさ
れてしまうことがある。これは，捜査機関等において，
いわゆるレイプの被害者は必ず外性器に出血を伴うよう
な怪我をする，レイプされれば処女膜はすべて失われ
る，射精されれば長時間腟内に精液が目視できる程度に
残存する，といった先入観があるためである（Ⅲ章 3.
参照）。たとえば，目視できる外傷はないが，被害者が痛
みや違和感を訴えている，処女膜の一部が損傷している
といった場合には，それらを記録する。

　また，警察が撮影した被害者の写真や，警察が作成し
た供述調書等は，その事件について，加害者が起訴され，
刑事事件として裁判がなされなければ，被害者が入手す
ることは極めて困難である。刑事事件として立件できな

88002-595 JCOPY

い場合でも，民事事件として加害者の責任追及を目指すことがあり得るが，そのような場合には，被害者は，自力で証拠を収集しなくてはならない。そのため，被害者自身がアクセスできる医療機関に被害直後の診療記録等が保管されることには大きな意味がある。加えて，被害者自身が，怪我等を撮影し，保管しておくことも重要である。写真撮影については，顔を含め，全身の状態のわかるものと，怪我の部位の写真とを保管しておくことが望ましい。顔を写す理由は，真に被害者の負った怪我であることを立証するためである。

❸ 準強制わいせつ・準強制性交等

準強制わいせつ（刑法 178 条 1 項）

●人の心神喪失若しくは抗拒不能に乗じ，又は心神を喪失させ，若しくは抗拒不能にさせて，わいせつな行為をした者は，第 176 条の例による。

準強制性交等（刑法 178 条 2 項）

●人の心神喪失若しくは抗拒不能に乗じ，又は心神を喪失させ，若しくは抗拒不能にさせて，性交等をした者は，前条の例による。

　暴行・脅迫ではなく，被害者の心神喪失・抗拒不能（抵抗できない身体ないし心理の状態）等に乗じてわいせつ行為や性交等が行われた場合は，被害者が，真に心神喪失・抗拒不能に至っていたことが構成要件となる。

　近年問題になっているいわゆるレイプ・ドラッグによ

り，もうろうとした状態で被害を受けた場合は，本条によることになるが，その場合は，薬物の影響下にあったことの立証が不可欠である。しかし，警察等では，被害者が被害直後に相談に訪れても，もうろうとしていて被害状況を覚えていないような場合には，立件できないと考え，血液検査や尿検査を行わないことがよくある。レイプ・ドラッグは，極めて短時間で代謝されてしまうものもあるため，できるだけ早い段階での血液検査や尿検査，あるいは，信頼できる保管環境での血液や尿の保管が必要不可欠である（Ⅲ章5. 参照）。

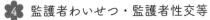 監護者わいせつ・監護者性交等

監護者わいせつ（刑法 179 条 1 項）

● 18 歳未満の者に対し，その者を現に監護する者であることによる影響力があることに乗じてわいせつな行為をした者は，第 176 条の例による。

監護者性交等（刑法 179 条 2 項）

● 18 歳未満の者に対し，その者を現に監護する者であることによる影響力があることに乗じて性交等をした者は，第 177 条の例による。

　監護者という立場を悪用してのわいせつや性交等については，2017 年の刑法改正で上記が新設された。監護とは，実際に生活を共にし，身の回りの世話等を行うことをさしており，親権とは異なる。たとえば，学校の教師等は，生活を共にしているものではないため，監護者に

88002-595 JCOPY

はあたらない。

5 致死傷罪の法定刑（刑法 181 条）

上記各性犯罪については，いずれも未遂罪が定められている。

また，強制わいせつ・準強制わいせつ・監護者わいせつの罪，および，それらの罪の未遂罪を犯し，被害者を死傷させた場合は，無期または 3 年以上の懲役に，強制性交等・準強制性交等・監護者性交等の罪，および，それらの罪の未遂罪を犯し，被害者を死傷させた場合は，無期または 6 年以上の懲役に処せられる。

6 条例・児童福祉法・児童ポルノ禁止法等について

上記刑法に定められるものに加え，自治体が定める青少年健全育成条例や迷惑防止条例（強制わいせつにあたらない痴漢や盗撮について定めるもの）等や，児童福祉法，児童ポルノ禁止法（児童買春，児童ポルノに係る行為等の規制及び処罰に並びに児童の保護等に関する法律）等により，刑事罰が定められているものについても，刑事事件として扱われる。

刑事事件の捜査について

1 警察における捜査

被害者が，被害を警察に相談し，被害届を提出したり，告訴が受理されたりすると，警察による捜査が開始する。被害届と告訴（刑事訴訟法 230 条）の違いは，告訴は，加害者に対する処罰を求める意思を含むという点で，警察は，告訴を受理すると，検察官への送致の義務

を負う。告訴は，直接，検察庁に対して行うことができる。

　捜査では，被害者への事情聴取，実況見分，証拠物の採取，被疑者の取り調べ等がなされる。事情聴取は，複数回，長時間にわたり行われることが多く，同じことを複数回聞かれたり，「なぜ抵抗できなかったのか」といったことを説明させられたりするため，被害者は，何度も被害を思い出さねばならず，責められているように感じることも多い。特に，実況見分では，被害現場が宿泊施設や被害者宅，誰でも利用できる場所等であれば，その現場で，加害者・被害者役の警察官や，人形を用いて，あるいは，自分自身が被害状況を再現する必要に迫られる。女性警察官が対応する等，被害者に一定の配慮がなされるケースもあるが，被害者心理への理解を欠いた捜査により，被害者が精神的苦痛を受ける場合も多い。

　医療機関に保管された診療記録や試料，被害時に着ていた衣服や下着等は，証拠物として警察が保全することになるが，警察より先に，医療機関が被害者に接する場合には，証拠物を適切な方法により，採取・保管しておく必要がある。

　被疑者が逮捕・勾留される場合もあるが，被疑者が特定されても，在宅のまま，捜査が進行することもある。警察における捜査段階では，被害者は，「被害者連絡制度」を利用することができ，捜査状況等や，加害者の氏名・連絡先等を知ることができる。また，必要な場合には，加害者に対して，被害者の氏名・住所等の情報は秘匿される。

88002-595 JCOPY

警察の捜査が終了すると，書類・証拠物とともに事件が検察官に送致される。被疑者が在宅の場合のいわゆる書類送検も，この送致の一種である。

❷ 検察における捜査および公訴提起

送致がなされると，検察官が，必要な場合はさらに捜査を行い，検察官が，被疑者を起訴するか不起訴にするかを決める。この起訴・不起訴については，「被害者等通知制度」を利用して，起訴・不起訴の処分結果や，公判期日，刑事裁判の結果（判決）の通知を受けることができる（処分結果の通知については刑事訴訟法260条，261条）。

性犯罪については，被害者の記憶と，被疑者の供述が食い違い，客観的な証拠のない場合等，他の犯罪に比べ，不起訴の割合が高いといわれている。被害者にとっては負担の重い取り調べに協力したにもかかわらず，不起訴となれば，被害者は納得できないことが多く，不起訴と判断されたことで，さらに心身にダメージを負うこともある。

被疑者が不起訴になった場合には，被害者は，担当検察官に対し，処分の理由の説明を求めることができ，処分結果に納得できない場合には，検察審査会に対し，審査を申立てることができる。

通常は，起訴されると，公判（公開の法廷における裁判）が開かれる。起訴されると，被疑者は，「被告人」と呼ばれる。また，逮捕後，勾留されていた被疑者は，起訴後，保釈が認められることがある。

公判手続きについて

1 被害者情報の秘匿

　公判は，公開されているため，一般の傍聴が可能である。しかし，そうなると，被害者の情報が広く知られることになり，被害者は安心して被害を訴え出ることができない。そのため，公判においても，一定の手続きを経て，被害者の氏名や住所等を秘匿することができる（刑事訴訟法 290 条の 2，291 条 2 項，刑事訴訟法規則 196 条の 2〜5）。

2 証人尋問における被害者の保護等について

　被害者が，公判手続において，最も負担に感じるのが，証人尋問である。特に，性犯罪については，密室で行われ，客観的な証拠が少ない場合も多く，また，被告人が，「同意があった」等と主張した場合，被害者の尋問は立証のうえで重大な意味を持つ。尋問時の被害者の精神的負担を軽減するため，付添人（刑事訴訟法 157 条の 2）や遮へい（刑事訴訟法 157 条の 3），ビデオリンク方式（刑事訴訟法 157 条の 4），証人尋問時の被告人の退廷（刑事訴訟法 304 条の 2），証人尋問時の傍聴人の退廷（刑事訴訟法規則 202 条），期日外証人尋問（刑事訴訟法 158 条），第 1 回公判期日前の証人尋問（刑事訴訟法 227 条）等の制度が設けられている。

　特に多く利用されるのは，被告人と被害者の間の遮へいの措置（刑事訴訟法 157 条の 3，1 項）であり，被害者が，被告人から圧迫を受け精神の平穏を著しく害するおそれがあると認められる場合は，裁判所は，被害者と被

88002-595 **JCOPY**

告人との間に遮へい（衝立）を設置し，相互に相手の状態が認識できないようにすることができる。また，被害者の心身の状態や名誉への影響等を考慮し相当と認められる場合は，裁判所は，傍聴人との間に遮へい（衝立）を設置することもできる（刑事訴訟法157条の3，2項）。

また，被害者を含む証人や，鑑定人，通訳人もしくは翻訳人の氏名や住所等が知られることにより，証人等やその親族の身体・財産に対して加害のおそれのある場合には，一定の条件のもと，配慮を求めることができる。たとえば，被害直後に被害者を診察した医師等が，証人として出廷する場合等に，被告人から加害のおそれのある場合には，この制度を利用する。

❸ その他，被害者が利用できる制度

被害者は，情状に関して，意見を陳述する（法廷で口頭で述べる）ことや書面で提出することができる（刑事訴訟法292条の2）。ただ，これは，事実認定の証拠とすることはできない。

その他，被害者は，優先的に公判を傍聴することができ（被害者保護法2条），公判記録の閲覧・謄写（被害者保護法3条，4条）や確定記録の閲覧・謄写（刑事訴訟法53条，刑事確定訴訟記録法4条）をすることが可能である。

不起訴記録については，閲覧・謄写について明文の規定はないが，捜査を行った検察庁に対し，不起訴記録の閲覧・謄写を請求することにより，客観的証拠（実況見分調書や写真撮影報告書等）については，閲覧・謄写が認められる場合がある（刑事訴訟法47条但書，平成20

年 11 月 19 日付最高検次長検事通達)。

④ 被害者参加制度

　上記の被害者が利用できる制度のほかに，被害者が，より積極的に公判に参加する方法として，被害者参加制度がある（刑事訴訟法 316 条の 33〜39）。公判は，あくまで，国家が罪を犯した者を裁き，刑罰を科すためのもので，被害者のための仕組みではないが，2008 年に被害者参加制度が導入されたことで，公判に直接参加することが可能となった。

　被害者参加制度の利用により，被害者は，上記情状に関する意見（刑事訴訟法 292 条の 2）以外に，事実認定や法律の解釈・適用，量刑についても意見を述べることができ，被告人に対し，犯罪事実に関する質問を行うこと等ができる。

　被害者は，弁護士に委託して被害者参加をすることができ，一定の条件を満たす場合には，国が費用を負担する国選制度を利用することができる。

民事事件について

　上記のとおり，刑事事件は，加害者の処罰のための手続きである。ここでは，民事上の請求の詳細については触れることができないが，被害者が，加害者に対し，慰謝料や治療費等を請求する場合には，交渉により示談をしたり，民事調停や民事訴訟により，損害賠償請求を行ったりすることが考えられる。また，刑事事件において，損害賠償命令制度を利用できる場合もある。

88002-595 JCOPY

Ⅲ. 医療機関における
急性期対応

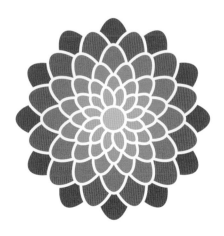

1. 性暴力被害急性期の問診 （二次被害の防止を含む）

しまね性暴力被害者支援センターさひめ
河野美江（産婦人科医）

　性暴力被害者が産婦人科を訪れるとき，被害者は「自分は汚れてしまった」「自分は価値がない」と無力感を抱いている。医療の現場で求められるケアの基本は，産婦人科診察と同時に「あなたは悪くない」と伝えることである。そして診察の進め方一つにしても必ず理由を説明し，診察を受けるか受けないか，警察に通報するかしないか等，すべて被害者自身で決めることができるように援助する。被害者が傷つくことの一つに，自分の意思を無視して物事の決定がなされるということがある。自分の選択権を奪われ，心と体の境界線を踏み越えられた性暴力被害者にとって，診察のプロセスに参加して自己決

表1 二次被害を生む対応と言葉の例

価値観を押し付ける	「なぜ逃げなかったのですか」 「なぜすぐに助けを呼ばなかったのですか」 「すぐに警察に相談しなさい」
被害者を責める	「なぜそんな時間に出かけたのですか」 「なぜ飲み会に行ったのですか」
人と比較する	「殺されなくてよかったね」 「たいしたことなくてよかった」

定することは，自分の力を取り戻す手助けになる。

　被害者が被害を訴えた警察，医療機関，家族等から二次的に精神的苦痛や実質的な不利益または被害を受けることを二次被害という。たとえば「何をやっていたの」「なぜ，助けを呼ばなかったの」「命が助かってよかったね」「そんな時刻に外にいない方がよかったね」等である（表1）。医療者がよかれと思って「大丈夫，たいしたことないよ」とかける言葉も，被害者にとっては「自分のつらさをわかってもらえない」と感じることもある。医療者は無自覚に二次被害を与えないように注意する。

問診の前に

　被害者は「被害に遭ったことを誰にも知られたくない」と望んでいるので，問診表記入の際に個室に案内したり，呼び出しの際には被害者の名前を呼ばず近くに行き声掛けしたりする等，できるだけほかの患者と顔を合わせないように工夫する。問診表は月経歴，妊娠歴等が記入できる通常の問診表を用いる。

Ⅲ. 医療機関における急性期対応

⬛1 受付や待合室で

　被害者に「よく覚えていない」「わからない」等の意識障害や記憶喪失，混乱がみられる場合には，知らない間に睡眠薬等を服用させられた薬剤による性暴力（drug facilitated sexual assault：DFSA）の可能性がある[1,2]。一刻も早く尿や血液を証拠として採取し，意識状態急変時には救急蘇生のできる施設への即時アクセスが必要である。最初に被害者に接する医療スタッフには，DFSAが疑われたらすぐに医師に報告することを日頃から伝えておく。

⬛2 受診経路の確認

1. 警察，他機関から紹介された場合

　被害者が警察や弁護士等から紹介された場合は，必ず問診前に打ち合わせを行い，この医療機関でできることを説明したうえで，証拠採取や心理面のサポート等について確認し，医療スタッフにもその旨を伝えておく。警察官等は事前に被害状況を把握しているので，繰り返し事情を聴くことを避けるため可能な限り情報を共有し，問診（接触可能性のある部位の確認等）は最小限にとどめる。

2. 自主来院の場合

　警察や一部の性暴力被害者のためのワンストップ支援センター（以下，ワンストップセンター）では加害者検挙に有用な証拠採取ができ，初診時診察料や性感染症検査等の費用，妊娠した場合の人工妊娠中絶費用について医療費負担制度を利用できる。被害者が警察に連絡を取ることなく受診した場合には，その旨を説明し被害者の

88002-595 JCOPY

意思を確認する。被害者が警察への通報やワンストップ
センターへの紹介を希望すれば，医療機関から連絡し被
害の概要を伝える。

問診の実際

　被害者と出会ったら，しっかり相手の目を見て自己紹
介する。被害者が女性であれば，診察はできるだけ女性
医師が行うことが望ましいが，男性医師の場合は必ず女
性看護師が同席する。同行者がいる場合は，その人が同
席したほうがよいのかどうかを必ず被害者本人に確認
し，決めてもらう。特に DV 被害を受けている場合，加
害者は被害者から離れないことが多いが，被害者のみか
ら話を聞く。

1 安全の確認

　性暴力被害では再被害の危険にさらされていることが
しばしばあるため，被害者が安全であるかどうかを確認
する。再被害の危険があれば，警察や専門機関への相談
を勧める。また，睡眠や食事がとれているのか，身近に
支えてくれる人がいるのかを確認する。

2 問診の手順

　問診の手順（表2）を参考に，問診する。特に被害と
して腟性交がされた場合，その被害以外に妊娠の可能性
があるかどうかを検討するために，現在交際している
パートナーの有無，いるならその性別，普段の避妊法，
同意のある最終性交とそのときの避妊の有無，被害後別
の人物との性交等の有無等を聞く。

表2 問診の手順

問診の流れ	問診の実際と留意点	その他の留意点
①受付，待合室の案内	問診表記入の際にはできるだけほかの患者と顔を合わせないように工夫する	
②被害者の観察	被害者に意識障害や見当識障害等がある場合は，DFSAの可能性を疑う	意識状態急変時には救急蘇生のできる施設への即時アクセスが必要，尿や血液の証拠採取
③問診前に	被害者の受診経路，必要な検査，連絡すべき関係機関等について整理	警察等から紹介の場合：問診前に打ち合わせを行い警察官等から被害状況を確認
		自主来院の場合：警察やワンストップセンターでの対応について情報提供し，本人に選んでもらう
④問診	病歴，月経歴，妊娠歴等	最近の受診歴，手術歴，既往歴，内服薬の有無，生殖歴，現在のパートナーの有無，普段の避妊法，同意のある最終性交とそのときの避妊について
	被害状況	被害の日時，場所，状況，加害者の人数等
	身体の負傷部位や状況	凶器の使用や拘束，殴打，絞頸・扼頸，吸引，咬みつき等
	心神喪失・DFSA等	薬物・アルコール・吸入物質の使用，明白な記憶がある最後の時間や場所，状況，最後に口にした飲食物
	暴行・脅迫の有無，抗拒不能かどうか	脱衣方法，「加害者ペニス・指・物の被害者口腔・腟・肛門への挿入」・「加害者口の被害者顔・体・性器周辺への接触」・「被害者口の加害者顔・体・性器への強制的な接触」の有無
	証拠採取のために	射精の有無，あるなら場所，コンドーム使用の有無，相手の唾液付着部位
	被害後の行動	シャワーや入浴，腟洗浄，排尿排便，うがいや飲食の有無
	被害後から現在の症状	性器出血，分泌物，かゆみ，痛み，排尿時痛，肛門痛，肛門からの出血，腹痛
⑤正確な診療録の記載	警察への通報を望まない場合	「今は警察への通報を望まなくても，後日行っても構わない」と説明し，「診察時には被害届提出を望まなかった」と診療録に記載し，被害者の言葉は「カッコ」で括る

88002-595 JCOPY

被害については，性交を拒否するために抵抗したことの証拠となるような外傷がある場合，致傷罪が加重される可能性があるので，凶器の使用や拘束，殴打，絞頸・扼頸，吸引，咬みつき等があったか，それにより負傷があるのかどうか[1]に注意する。13歳以上の場合で加害者が起訴されるかどうかは，「抗拒不能（身体的または心理的に抵抗することが著しく困難な状態）」と認められる暴行・脅迫があったかどうかが問われるため，「衣類がどのように脱がされたか」「加害者のペニス，指または物が被害者の口腔，腟または肛門に挿入されたか」「加害者の口が被害者の顔，体，または性器周辺に接触したか」「被害者の口が加害者の顔，体，または性器に強制的に接触されたか」の未遂，既遂について慎重に記録する[1]。被害者の身体に残された精液や唾液等は性犯罪捜査に有用な証拠となるので，「射精はあったか」「どこに射精されたか」「コンドームをつけていたのか」「相手の唾液が付着していると思われるところはあるか」について聞き，よくわからない場合は「なかった」とは書かず，「不明である」「明らかではない」と記載する。

飲酒や薬物・吸入物質の使用等のDFSAを疑う場合には，明白な記憶がある最後の時間や場所，状況，最後に口にした飲食物等について質問する。証拠採取の際に参考になるため，シャワーや入浴，腟の洗浄，排尿や排便，うがいや飲食等の被害後の行動について確認する。被害後から現在までの性器出血，分泌物，かゆみ，痛みの有無，排尿時痛，肛門痛または出血，腹痛等の症状は，診察に際して重要である。

3 正確な診療録の記載

　警察での対応を望まない場合であっても「今は警察への通報を望まなくても，後日行っても構わない」と説明し，「診察時には被害届提出を望まなかった」と診療録に記載する。後日被害届提出の意思決定に至った場合に，診療録は裁判での有効な証拠となるので，被害状況と受傷との関係を可能な限り正確に記載する（Ⅲ章2. 参照）。

　質問はイエス・ノーを求めるクローズド・クエスチョンではなくオープン・クエスチョンで聞き，被害者の言葉は「カッコ」で括りそのまま記載する。

　被害者は混乱のため，話がまとまらないことも多いが，ゆっくりとわかりやすい言葉を使って整理しながら聞いていく。話の内容が常識では考えられないくらいに残虐であったとしても淡々と「そう」「それをもう少し詳しく話してもらえますか」等の相槌をうって，話を促す[3]。医療者側が暴力の描写を聞くことで圧倒されてしまい，「話を聞くと精神的に傷つけるかもしれない」と不安が高まることあるが，正確に聞き記述することが被害者にとって有益である。

📖 *References*

1) World Health Organization：Guidelines for medico-legal care for victims of sexual violence. pp.34-56, 2003.

2) 清水恵子，浅利　優，奥田勝博，他：犯罪と睡眠薬（$GABA_A$受動体作動薬）による一過性前向健忘. 法医病理, 23：11-19, 2017.

3) 楠本裕紀：性暴力被害の医学的対応と医師の役割. 性暴力救援センター・大阪 SACHICO，編：性暴力被害者の医療的支援. 信山社，東京，pp.31-47, 2018.

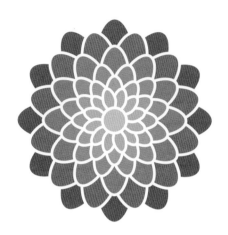

2. 性暴力被害後急性期の婦人科的診察所見の取り方および証拠保全の実際

しまね性暴力被害者支援センターさひめ
河野美江（産婦人科医）
性暴力被害ワンストップ支援センターとやま
種部恭子（産婦人科医）

　加害者を罰するためには，性交等が行われたことの医学的証明を行うとともに，強制性交等罪の構成要件である暴行・脅迫・抗拒不能の状況下での性暴力であったことを証明する外傷や薬物使用の医学的評価が求められる。

　また，被害者の体に残された加害者の DNA は，加害者の同定，性交等が行われたことの医学的証明，被害者の供述の信頼性の裏付けとして有用であることから，警察の協力医療機関や，2018 年に全都道府県に設置された性暴力被害者支援のためのワンストップ支援センター

（以下，ワンストップセンター）では，外傷や薬物使用の医学的評価とあわせて，加害者が接触した部位に残された証拠の採取を行い，性感染症や妊娠へも対応する。ただし，対応可能な支援内容は都道府県間でばらつきがあることに留意されたい。

ここでは証拠が残されている可能性がある，被害後約1週間の急性期における医療機関での診察，特に婦人科的診察の実際について，WHOのガイドライン[1]および国内文献[2]に沿って概説する。

同意の取得

診察の必要性を説明し，それぞれ本人（および必要に応じ保護者）の同意を得てから診察を行う。同意取得にあたっては，次の項目について説明する。

● 外傷の確認
● 写真による記録
● 性器の診察
● 着衣，微物およびDNAの採取と，ワンストップセンターでの保管または警察への提出
● 必要な検査・治療

全身の外傷の確認および記録

1 準備

まず，診察者のDNAの混入を避けるため，帽子，マスク，手袋を着用して診察を行う。

88002-595 JCOPY

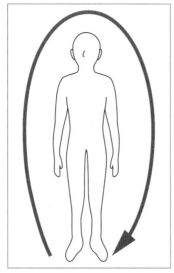
図1　全身の診察

　被害時の着衣には加害者特定に結びつく付着物が長く残されている可能性がある。被害直後，更衣前に来院した場合は，全身の外傷を確認する際に，シートの上で準備したガウン等に更衣してもらい，シートごと着衣を袋に入れ保管，または警察官同伴の場合は証拠として提出する。

2　外傷の観察および注意すべき観察部位

　不必要な露出をさけてガウンを少しずつよけながら，見落としがないよう，図1のように全身を確認し，必要に応じて接触のあった部位から証拠採取（後述）を行う。警察からの依頼で診察する場合は，性器以外の部位は警察署で女性警官が証拠採取している可能性もあるため，

どの部位の DNA を採取するかあらかじめ同伴の警官と相談する。

性交を拒否するために抵抗したことを示す外傷がある場合，強制的な性交であることを証明し得るのみならず，致傷罪が加重される。特徴的な外傷を見逃さないよう，以下のポイントを押さえながら，観察しにくい場所も含めて全身を確認する。

なお，法医学的証拠を収集しない場合でも，後日被害届提出の意思決定に至り，診断書の記載や法廷での証人尋問を求められる場合もあるため，対応できるよう診察所見を詳細に記述する。

1. 手，手首

両手の手掌・手背に傷がないか，手首に紐等で絞められた跡がないかを観察する。被害者が加害者をひっかいた場合，被害者の爪の間から採取した資料で DNA 解析ができることがある。

2. 前腕

被害者が手足を上げて身体の脆弱な部位を守ろうとするときに防御損傷ができやすいため，前腕，特に尺側を観察する。防御損傷には，打撲傷，擦過傷，裂傷または切創が含まれる。打撲はみえにくい場合があるので，圧痛と腫れに注意しながら観察する。また静脈の注射痕に注意する。

3. 上腕，腋窩

特に上腕内側に皮下出血がないか注意深く観察する。手でつかまれた被害者は，しばしば上腕に指による圧迫痕を認める（図 2）。同様に衣服を引っ張られると，赤い

88002-595 JCOPY

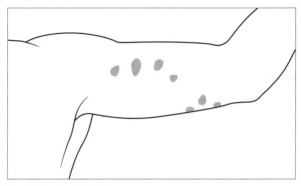

図2 指による圧迫痕

線状の点状出血がみられることがある。

4. 顔面, 口腔内

　鼻出血の痕がないか観察する。そっと触診することにより顎縁と眼窩縁に打撲を示す圧痛が明らかになる場合がある。口腔粘膜の粘膜下出血, 擦過傷, 裂傷を注意深く確認する。硬口蓋/軟口蓋の点状出血は口腔への挿入によってできる場合がある。舌小帯が引き裂けていないか, 歯が折れていないかを確認する。必要に応じて, 口腔内より綿棒で証拠採取する。

5. 耳

　耳が頭皮に強く当たると皮下出血ができるので, 耳の後ろを忘れずに診察する。鼓膜損傷が疑われるときは, 耳鼻科医に相談する。

6. 頭部

　頭皮の触診により, 血腫を示唆する圧痛と腫脹が明らかになることがある。髪を引っ張られた場合, 検者の手

袋をはめた手に大量の抜け毛が集まる。または髪を梳くことにより，抜け毛を集めることができる。

7. 首

法医学的に非常に重要な部位である。首の皮下出血は，命にかかわる暴力を受けたことを示している可能性がある。耳や首にネックレスやその他の宝飾品の跡が残っていることがある。嚙み傷がある場合は，その周辺に吸引による皮下出血がないか注意し，接触する前に，歯型のカーブの内側（加害者の口腔に触れていたと考えられる部分）から証拠として唾液を綿棒で採取する。

8. 乳房と体幹

できる限りプライバシーを尊重して検査する。まず背中から始め，ガウンで診察部以外を覆いながら診察する。肩は別に観察する。みえにくい皮下出血とより明白な皮下出血が，背中のさまざまな場所でみられることがある。乳房は暴力の対象になりやすく，しばしば嚙みつかれるため，吸引による皮下出血または鈍的なものによる損傷を認める場合がある。証拠として唾液を綿棒で採取する。乳房を検査しない場合，そうしない理由を記載する。

9. 腹部

仰臥位で，打撲，擦過傷，裂傷，痕跡を確認する。腹腔内の損傷を除外するため，腹部の触診を行う。

10. 下肢

仰臥位で，各下肢を順番に持ち上げてもらい，前面から順番に，回転させながら全周を観察する。大腿内側は，押さえつけた指先による圧迫痕（図2）または膝による

88002-595 JCOPY

鈍的損傷を受けやすい。これらは対称的に認めることが多い。被害者が地面に押しつけられた結果，膝に擦過傷，足に擦過傷や裂傷がみられる場合がある。足首および手首に，結紮による拘束の痕跡がないか，よく観察する。足底も観察する。

性器肛門領域の診察

被害者ができるだけリラックスできるようにし，内診は決して強要はせず，内診台に抵抗があれば仰臥位や側臥位，胸膝位で診察する。

1 外陰部の診察

外性器と肛門，および大腿内側，臀部，恥丘の外傷の有無を観察する。腟への強制的な挿入に伴う損傷は，大陰唇，小陰唇，舟状窩，処女膜，会陰，クリトリスに起こりやすいため，発赤，腫脹，擦過傷，裂傷，皮下出血等の所見を確認し，同意が得られていればコルポスコープで記録を残す。陰唇に緊張をかけて展開し，腫脹や粘膜のひだの内側に隠れている擦過傷がないか観察する。

閉経前の多くの女性（70％以上）は強制的な挿入により肉眼でみえる損傷はないとされるが，閉経後では50％以上に損傷を認めると報告されている[3,4]。染色試薬トルイジンブルーがあれば塗布することで，肉眼でははっきりしない微細な傷の発見に役立つ[2]。

次に，接触可能性がある部位から証拠を採取し（詳細は後述），その後腟内の診察を行う。

2 腟入口・腟内の診察

出血がある場合，出血源を確認してから拭き取る。

内診指挿入可能であれば腟鏡診を行う（透明なプラスチック鏡の使用は，腟壁の観察に特に役立つ）。

腟鏡診は，被害者に被害を思い出させる可能性があり，辛いものである。穏やかな声で慎重に重要性を説明する。腟内異物や毛が認められた場合には，証拠として提出する。

また，診察が被害から24時間以上経過している場合，頸管粘液内に精子が残存している可能性があるため，腟鏡診時に頸管粘液を綿棒で採取する。

3 肛門の診察

通常は左側臥位のほうが容易に診察できるため，性器の診察が完了したら，横になり腰と膝を曲げてもらう。肛門の縁に圧力をかけると，打撲傷，裂傷，擦過傷が明らかになることがある。肛門に異物が挿入された疑いがある場合，証拠採取の後，指による直腸検査を行う。肛門出血，激しい肛門痛または直腸内の異物の存在が疑われる場合は，外科医に肛門鏡検査を依頼する。

4 DNA解析に用いる証拠の採取

証拠採取は，問診で聞き取った被害状況にあわせ，証拠採取キット（キャップ付き綿棒や微物採取用のシート等）用いて，できるだけ早く行う。キットのすり替えがないことを証明するために，新品のキャップ付き綿棒等を開封するところから写真で記録を残す場合もある。

加害者の唾液・精液が皮膚表面に付着していると考えられるときは綿棒の綿部分にごく少量の蒸留水をしみこ

88002-595 JCOPY

ませるか，水分が飛ばなくなるまでよく振ってから，皮膚表面をそっとなでるように転がしながらぬぐう。強くこすると被害者の DNA が多く採取され加害者の DNA を検出しにくくなるため，留意する[5]。

採取が終わったらキャップにしまい，専用の容器に入れる。採取部位の取り違えが起きないように，採取部位，採取者，採取日時，採取場所を記載したシールを専用容器に貼付し，すり替えがないことを証明するために，容器への封入時に採取者とともに検体を写真で記録する。

外陰部や腟内に異物や毛等が発見された場合，付着部位を記録し微物採取用容器に入れ保存する。

性器の診察時は証拠採取とともに性感染症検査を手早く行うため，あらかじめ検体採取キットと性感染症検査用のキットを並べて準備しておく。表1に示すように，診察の手順を決めて，素早く観察し記録を残しながら証拠を採取する。

腟性交が行われた可能性がある場合は外陰部，腟入口部付近，腟内からそれぞれ綿棒で証拠を採取する。腟鏡を使用する場合，腟内に精液がたまっていれば，シリンジで採取し滅菌スピッツに入れ，一部を顕微鏡で検鏡し，精子が確認できれば「精子有」と記載する。しかし，顕微鏡で精子が認められなかったからといって必ずしも精液が検出されないということではない。科学捜査研究所での DNA 検査による判断に任せる[5]。

表1　診察の手順

診察の手順	手技の実際と留意点
	外傷の確認，写真による記録，性器の診察，証拠採取，証拠保管または警察への提出，必要な治療のそれぞれについて同意取得
帽子・マスク・手袋の着用	診察者の DNA 混入の回避。採取者の皮膚や体毛の露出がないよう，長袖の着用が望ましい
シートの上で脱衣，ガウン等に更衣	脱衣後，着衣を脱落物とともにシートでくるみ，提出（乾燥させる）
手の両側，手首，前腕	両手両側の傷 手首の紐やロープの跡，前腕尺側の防御損傷，静脈の注射痕 爪間の証拠資料採取（綿棒等を用いる） ※片側のみに接触可能性があったと推定される場合でも，DNA は両側を採取する（供述の信頼性を証明するため）
上腕，腋窩	上腕内側の圧迫痕（図2） 赤い線状の点状出血
顔，鼻，顎，眼窩，耳	鼻出血，顎縁と眼窩縁の打撲による圧痛 耳後部の皮下出血
口腔内	口腔粘膜の皮下出血・擦過傷・裂創，歯牙破折 硬口蓋/軟口蓋の点状出血，舌小帯の断裂 口腔内の証拠採取（口腔粘膜や歯肉と頬粘膜の間の左右から，それぞれ綿棒を用いて採取）
頭	皮下血腫を示唆する圧痛と腫脹 大量の抜け毛の有無
首	首の紐や指・ネックレス等の跡，吸引による皮下出血（吸引部位は触診前に証拠採取）
乳房と胴体	肩および背中の皮下出血，背中の擦過傷 胸の咬傷，吸引による皮下出血（触診前に証拠採取） 乳房等の証拠採取（接触が片側であっても両側からDNA を採取する）

薬物の使用を疑う場合

　薬剤による性暴力（drug facilitated sexual assault：DFSA）が疑われる場合，血中・尿中のベンゾジアゼピン類，覚せい剤，大麻等（またはその代謝物）を検査することで抗拒不能な状態にせしめられたことが証明でき

88002-595 JCOPY

表 1 診察の手順（つづき）

診察の手順	手技の実際と留意点
腹部	皮下出血，擦過傷，裂傷，圧迫痕
脚，膝，足首，足の裏	大腿内側の圧迫痕（指や膝での押さえつけによる大腿内側の圧迫痕は左右対称に生じやすい） 膝の擦過傷，足首の紐やロープの跡
大陰唇，小陰唇，舟状窩，処女膜，腟壁の損傷等の確認	発赤，腫脹，擦過傷，裂傷，皮下出血，腟内異物等の所見を診療録に記載 同意が得られればコルポスコープで記録を残す 接触部位からの証拠採取
陰毛等	櫛でとき脱落した陰毛や微物をシートで受け，櫛，シートごと専用容器に入れて提出
外陰部	体表に準じ，腟前庭等から専用綿棒で採取
腟・頸管内	腟内，頸管内からそれぞれ綿棒を用いて採取。顕微鏡検査用に，別途腟・頸管内分泌物を採取
肛門・直腸内	肛門，直腸内からそれぞれ綿棒を用いて採取
絨毛 （中絶または出産後）	絨毛または胎盤の一部を，生理食塩水で母体血を軽く洗浄し，水分を振り払って容器に入れ提出。資料提出まで時間がかかるようであれば，凍結保存し提出。ホルマリン固定は行わない
淋菌・クラミジア（子宮頸管，咽頭），トリコモナス，B 型肝炎ウイルス，HIV，梅毒	被害直後，および適切な間隔をあけて再検し，既往感染と判別 検査方法は他項に譲る
血液（ヘパリン採血），尿	提出まで時間がかかるようであれば，凍結し提出（血液は全血で凍結）

る可能性がある。警察であらかじめ採取している場合は医療機関で採取する必要はないが，警察が薬物による被害を疑っていない場合等で検体が採取されていなければ，本人の同意を得て血液および尿を採取し検体を保管または提出する[5]。

診療録の書き方，証拠の保管，証人尋問への対応

1 外傷の評価と記録

　外傷の観察および記録は，正確で客観的なものでなければ，受傷機転の根拠を示す証拠にならない。所見は，後に診断書が記載できるよう，外傷の部位と大きさを，スケールを用いて正確に測定する。また，深さ，色調，表面の性状，方向，創辺縁の性状，創周囲の変化等の創の特徴を客観的に記述し，損傷の診断（皮下出血，表皮剥奪，擦過傷，裂創，刺創，切創等），成傷器や受傷機転を含む解釈，被害者が語った言葉を，明確に分けて記述する（III章3. 参照）。

2 写真での記録

　診療録の記載および医師の供述は有力な客観証拠であるが，鮮明な写真があれば必要に応じて法医学の専門家のレビューを受けることも可能であり，よりその信頼性を高めることができる。

　被害者本人の傷の写真であることがわかるように顔が入った写真を残し，その後外傷部分をクローズアップし，スケールを入れた写真と入れていない写真を撮影する[1]。発赤や皮下出血等の色調は鮮明な写真で記録を残すことが難しいので，フォーカスや角度，光源の当たり方等，条件を変えて数枚ずつ撮影する。

　なお，動画での記録のほうがレビューでの診断一致率が高いとされており，撮影が難しい淡い色調の損傷所見の場合は動画での記録も考慮する。最近の高画質のスマートフォンやタブレット端末は，ピントが合いやすく

88002-595 JCOPY

確認しやすいため有用で，動画と静止画の両方での記録も可能である。ただし，警察に証拠として提出する場合，スマートフォンやタブレット端末自体の提出を求められる場合があることに留意する。

プライバシーを守り，改ざんや消去のリスクを避けるため，写真や動画は誰もがアクセスできる電子カルテではなく，別途保存する。

3 証拠の保管

被害者が証拠保全を望んだ場合，事件からの日数や状況によっては採取した検体が証拠として認められない可能性があること，保管中に変質・腐敗する可能性があること，本人からの申し出がありかつ警察からの要請があれば写真等も含め警察に提出すること，5年（保険医療機関および保険医療養担当規則による診療録の保管期間）を超えれば（本人からの申し出がある場合を除いて）処分する場合があることを説明し，本人と同意書を取り交わす。

4 裁判での証人尋問

刑事裁判において加害者が否認した場合，医学的評価に関して法廷での証人尋問を求められることがある。法廷で意見を述べる場合，および診断書や意見書で医学的所見を記載する場合，一方に偏ることのない客観的・医学的評価を貫くことが重要である。そのため，以下の点に留意する。

1. 診断書や意見書を書く場合

　①被害者が語ったこと，観察された所見を記述する

　②適切な用語を用いる

③客観的に記載する

④専門分野にとどめる

⑤客観的所見と見解を分ける

⑥採取した検体をすべて提出する

⑦法廷で証言することを想定した内容のみ記載する

2. 法廷で証言する場合

①準備した内容を話す

②注意深く質問を聞く

③はっきりと話す

④単純で明確な言葉を使う

⑤専門分野のみの証言にとどめる

⑥事実と意見を分ける

⑦偏ることなく公平性を保つ

References

1) World Health Organization：Guidelines for medico-legal care for victims of sexual violence. pp.37-56, 2003.

2) 河野美江：性暴力被害者への対応. 女性医学学会, 編：女性医学ガイドブック 思春期・性成熟期編 2016年度版, 金原出版, 東京, pp.282-289, 2016.

3) Biggs M, Stermac LE, Divinsky M：Genital injuries following sexual assault of women with and without prior sexual intercourse experience. Canadian Medical Association Journal, 159：33-37, 1998.

4) Bowyer L, Dalton ME：Female victims of rape and their genital injuries. British Journal of Obstetrics and Gynaecology, 104：617-620, 1997.

5) 楠本裕紀：性暴力被害者への医学的対応と医師の役割. 性暴力救援センター・大阪SACHICO, 編：性暴力被害者の医療的支援. 信山社, 東京, pp.31-47, 2018.

88002-595 JCOPY

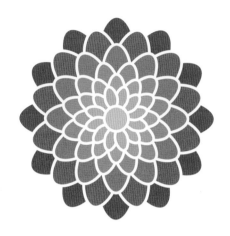

3. 損傷の臨床法医学的評価と記録の実際

山口大学大学院医学系研究科法医学講座
髙瀬　泉（医師・法医学）

　性暴力の損傷の医学的評価にあたる医師の条件として，性暴力全般に関する基本的な知識を有していること，性暴力により生じ得る損傷所見の基礎知識を有し，的確に捉えて判断できること，変遷する可能性のある当事者らの供述や関係諸機関から提供される情報等に左右されず，裁判も見据え医学的な根拠をもって公正に一貫した意見を述べられること等が重要である。

　したがって，関係諸機関の皆様には，専門分野に加え（たとえば，産婦人科，虐待を専門とする小児科，法医学，肛門科等），性暴力に遭った方々の十分な診察経験をもつ医師に診察・鑑定を依頼されたい。なかでも性的虐

待が疑われる児童の十分な診察経験をもつ医師は，現在のわが国では限られていることを念頭に置き，日頃から情報収集やネットワーク構築をお願いしたい。

　一方，医師の先生方で，性暴力の損傷の十分な診察・鑑定経験がない場合は，たとえ関係機関から懇願されても，裁判に係る内容については見解を差し控えられたい。ただし，日常診療の範囲内の診察や検査を行うことは言うまでもなく，可能であれば，写真を撮影して，十分な経験のある専門家に提供して頂きたい。法廷では，専門家のすべての発言が裁判当事者（被害者・加害者双方，さらにそれぞれの周囲の人々）のその後の人生に多大な影響を及ぼす。十分な経験のない医師が裁判当事者のため等と説得されて診察・鑑定を引き受け，十分な経験をもつ医師とは異なる見解を法廷で述べた場合，医学的に齟齬が生じていることを理由の1つとして無罪判決へつながることがある。したがって，医師は，専門家として自らの発する一言一言がどれほど重いかを改めて十二分に認識し，責任をもって引き受けられる範囲内で対応することが望まれる。

臨床法医学鑑定の流れ

　実際の正式な鑑定としては，児童相談所や警察・検察から依頼されることが多い。鑑定の対象は，以下の大きく2つに分けられる。1つは，病院で産婦人科医師が診察・検査した際に撮影した写真および診断書のコピー・診療情報提供書等の診療に係る資料である。もう1つは，

88002-595 JCOPY

性暴力の被害に遭った本人を直接診る場合である。筆者への依頼は，前者が多いが，性的虐待が疑われる子どもの場合で提供された資料のみでは適切に鑑定ができない場合に後者となることが多い。いずれの場合においても，以下のような順で鑑定を進める。

1 損傷の有無

外陰部やその他の体表に損傷があるか否かを観察する。たとえば，左右上腕や左右大腿のいずれも内側に淡い色調（特に淡青色等）の変色斑（皮下出血）がみられることがあるが，一定方向からのみでは確認し難い場合があるので，さまざまな方向から，また，ライトで照らしたりライトを外したりして慎重に観察する。

詳細に観察しても損傷はないという判断に至った場合，以下のように記載するのが適切である。

○推奨例　明らかな損傷を認めなかった。

これは，実際に，肉眼では，あるいは，条件によっては，観察困難な損傷が存在していた可能性も完全には否定できないためで，下記のような断定的な記載を避けるのが望ましい。

×非推奨例　損傷はなかった。

これは，別の医師の鑑定で，新たな損傷の存在が指摘された場合，前述のとおり医学的には観察場所の条件によって想定される範囲内であったとしても，裁判の場では齟齬が生じていることについて不要な争点として提起されることになりかねないからである。

また，明らかな損傷を認めなかった場合に重要なことは，「明らかな損傷を認めなかった＝暴力はなかった」で

は決してないという認識をもって関係諸機関からの質問に回答することである。この点については，海外の文献においても示されてきたところであり，筆者がかかわる性暴力救援センター・大阪（Sexual Assault Crisis Healing Intervention Center Osaka，通称SACHICO：サチコ）においても大半の被害に遭った方々に明らかな損傷を認めていない。被害の間，頭が真っ白になり，身体が凍ったようにかたくなり，動けなくなって，いわゆる抵抗ができず，明らかな暴力がふるわれないことも多い。また，アルコールを短時間に大量に飲まされたりアルコールにある種の薬物を混ぜられたりして，適切な行動がとれない場合も少なくない。そして，たとえ抵抗を制する程度の外力が作用したとしても，たとえば，左右上腕等を強く圧迫されたとしても，衣服の介在により変色斑（皮下出血）が体表に残り難いことがある。

さらに，性的虐待においては，最初は一般的に子どもとして可愛がり，信頼関係を構築するなかで少しずつ身体への接触を増やしていくため，暴力的な言動を伴わないことも多い。児童は，信頼していた相手からの突然の予期せぬ行動に困惑したり思考が停止したりして，適切な回避行動をとれないことになる。したがって，外陰部以外の身体表面に明らかな損傷を認めなかったとしても矛盾はない。

損傷があった場合には，以下のとおり観察を続ける。

❷ 損傷の性状

損傷の位置，大きさ・範囲，色，形，種類，数，分布等について観察する。

88002-595 JCOPY

1. 外陰部以外の損傷

　位置は，掌を前に向けた立位を解剖的な基本姿勢として表現する。実際に損傷（の写真）を見ていない者にも具体的なイメージが浮かぶように詳細に記録する。

　以下に筆者が実際に経験した損傷について，多少の修飾・改変を加え，その記載例を示す。

●上腕を把持され，その内側を拇指で圧迫された場合

> 例　左上腕内側上 1/3 に上下 2 cm 左右 1.5 cm 程度の長楕円形の淡青色変色斑（皮下出血）を 2 個ほぼ上下に認める。

●背部を床と強く多数回擦過された場合

> 例　背部ほぼ中央に 1 cm 大程度の表皮剥脱（擦過傷）を 1 個認め同部内にほぼ上下に平行に多数の線状表皮剥脱（擦過傷）を伴っていた。

●顔面を殴られた場合

> 例　左頬上部外側に 1 cm 程度の蒼白部を少なくとも 3 条ほぼ平行に右斜め上に認め，これら周囲にそれぞれの辺縁を幅 0.2 cm から 0.5 cm 程度でとり囲むように淡赤色帯状変色部を認めた。

　この蒼白部および周囲の変色帯は，まとめて，法医学でいうところの'二重条痕'に相当する。

2. 外陰部の損傷

①処女膜

　これまでの調査で，すべての新生の女児には処女膜が備わっていたことが示されており，医師のみでなく，性暴力の問題にかかわるすべての関係者が共通認識として把握しておくことが重要である。そうすることで，裁判

での不必要な論争を避けることができる。

位置については，時計をイメージして，腹側を12時および肛門側を6時として表現する。

形態については，個人差があり，さまざまなヴァリエーションがあることを理解し，性暴力による損傷と適切に鑑別できなければならない。

以下に筆者が実際に経験した損傷について，多少の修飾・改変を加え，その記載例を示す。

なお，産婦人科医師は，性感染症や妊娠の検査等を行う必要性から，性暴力の被害直後（すなわち急性期）の外陰部の状態をも診察することになる。したがって，急性期については，Ⅲ章2.に記述を譲る。臨床法医学者は，特に児童の長期にわたる損傷やその痕跡を鑑定することで果たせる役割がある。

●何らかの異物や男性器が挿入された場合

性的虐待においては，比較的長期にわたり，少しずつ径の大きさを増すように，異物や指が接触・挿入され，さらに，男性器の接触を経て，最終的にはその挿入に至る。

異物が指の場合には，腟入口部に爪による粘膜剝離部（擦過傷）を認めることがある。

> 例　処女膜の5時付近に弦の長さ1cm程度で弦に下ろした垂線の長さ0.25cm程度の横に長い半楕円形の表皮剝離部を1個認めた。

行為が繰り返されると，処女膜に微細な裂傷が生じ，完全に治りきらないうちに，同様に，さらなる裂傷が生じる，といった過程が繰り返されて，通常は整って円滑な辺縁が凸凹を生じて不整となり，特に外力が強く繰り

88002-595 JCOPY

返し作用した部位を中心に大きく陥凹する。

> 例　処女膜の4時から8時付近にかけての辺縁は不整で，特に6時付近に明らかな陥凹部を認めた。

　未就学児童の場合，さらに行為が長期的に頻繁に反復されると，処女膜の後部（肛門側）の組織量がその程度に応じて漸減する。顕著な例では，処女膜の後部（肛門側）の組織がほとんど存在しないことがある。

> 例　処女膜は，その後部で存在をほぼ確認できなかった。

　なお，思春期以前でも期間や頻度が限定される場合やたとえ頻度が多くとも，ある程度成熟が進んだ思春期以降の場合には，比較的処女膜の組織量が保たれている。したがって，一見したところでは，性的虐待による損傷の痕跡が認められないようであるが，詳細に観察すると，前述のとおり辺縁に変化を認める。この点については，特に，経験の少ない医師で特段の留意が必要である。

②肛門

　位置については，処女膜と同様に，時計をイメージして，腹側を12時および肛門側を6時として表現する。

●何らかの異物や男性器が挿入された場合

　爪等の辺縁がやや鋭い物体が接線方向に作用した際に肛門周囲に腔へ向かうように表皮剝離部（擦過傷）を認める。

> 例　肛門周囲の11時付近に皺襞に沿って長さ0.5 cmで幅が中央で最大0.15 cmの紡錘形の表皮剝離部を1個認めた。

　児童，成人にかかわらず，男性器あるいは同程度の径をもつ物体が長期的に頻繁に挿入されると，肛門括約筋

が弛緩し，便意のないときに肛門が適切に閉鎖せず，便が漏出しがちになる。なお，この所見は，性産業従事者にもよくみられる。

　診察等の際には，ある程度の年齢の児童や成人では，下腹部に力を入れたり抜いたりを繰り返してもらい，肛門周囲の皺襞（すうへき）の収束の状態を観察する。幼い児童の場合で指示どおりの動作が難しい場合には，通常の会話による声かけをしながら，自然な皺襞の変化を観察する。

　肛門への挿入が繰り返されている場合，特に外力が強く作用している部付近の皺襞の収束が他の部に比し，十分でなく，全体に不均一感を与えることがある。

> 例　肛門周囲の11時から2時方向で皺襞の収束が他に比べ不均一であった。

　なお，程度が著明でない場合や幼い児童で自ら症状を訴えることが困難な場合には，本人あるいは監護をする立場にある者等から日頃の下着の汚染の有無等を確認し，必要に応じ，肛門科等を紹介して，より詳細な検査を受けるよう勧める。

> 例　今回の視診のみでは虐待の有無の判断は困難であった。

> 例　視診のみでは肛門への挿入の有無を判断することは困難であるが，下着への便漏れがあるとのことで，より詳細な検査が必要である。

3 損傷の時期

1. 外陰部以外

　視診での変色斑（皮下出血）や表皮剥脱（擦過傷）の

88002-595 JCOPY

色調変化から（ある程度の幅をもって）推定する。

　一般的に，淡青色・赤紫色→赤褐色→黄褐色→黄色の順に，色調は変化し，外力の作用した部位や程度，年齢，栄養状態等の影響も受けるが，1〜2週間程度で治癒する。

　例　1日程度以内に生じたと推定する。

　例　数日程度以前に生じたと考えられる。

　例　1週間程度以前に生じたとして（も）矛盾しない。

　例　数週間程度以前に生じた可能性がある。

　語尾の表現については，医師は，自らの判断根拠の確からしさの程度に応じて，使い分ける。

2. 外陰部

　急性期の損傷では，時期の特定が可能なことが多い。

　例　病院受診の直前に生じたと考えられる。

　当事者や関係諸機関から提供されたより詳細な情報と照合した判断を記載することもできる。

　例　病院受診の数時間程度前に生じたとして（も）矛盾しない。

　一方，性的虐待や家庭内暴力（DV）では，行為が常習的に繰り返され，新しい裂傷等の損傷の生成と治癒過程が常に同時に存在するため，損傷のみから個々の行為の時期を特定することは難しい。逆説的に言えば，常習性について言及することは可能である。

　この点については，損傷のみでなく，淋菌やクラミジア等の性感染症に罹患している場合でも同様のことが言え，さらに，これら感染症においては，それぞれに潜伏期間があるため，時期の特定をより困難にしている。

4 損傷の機序と自他為の別（法医学では，前者を「成傷機転」ともいう）

どのような成傷器（いわゆる‘凶器’）が使われたかを推定する必要がある。

1. 外陰部以外

●上腕内側の変色斑（前述の例参照）

> 例　他者により，拇指で，ある程度長い時間，かなり強く圧迫されたと考えられる。

●背部の表皮剥脱（前述の例参照）

> 例　表面がやや粗糙な鈍体との身体の上下方向の擦過で生じたと考えられる。同部は突出部であるため損傷が他に比し生じやすい部ではあるが，通常は衣服で覆われている箇所に繰り返し損傷が生じていることから，他者によるとしても矛盾しない。

●顔面の二重条痕（前述の例参照）

> 例　他者に掌で，強く殴打されたと考える。

2. 外陰部

●腟入口部付近・肛門周囲の表皮剥脱（前述の例参照）

> 例　他者の指の爪や同程度に辺縁がある程度鋭い物体によりかなり強く擦過されたと考えられる。

時に，裁判等で，自慰行為でできたのではないか，自慰行為でもできるのではないか等と指摘されることがある。しかし，外陰部は，肉眼で見えないような微細な損傷でも痛みを感じる非常に敏感な部分であり，表皮が剥離するような損傷では相当程度の痛みを感じるため，自為とは考えにくい。

88002-595 JCOPY

●処女膜の辺縁不整・陥凹部や同後部の不存在（前述の
　例参照）

　例　腟入口部に相当する程度以上の径をもち，ある程度
　　　硬い物体が，ある程度の期間にわたって繰り返し挿
　　　入されたと考える。

さいごに

　医師は，診察や鑑定を引き受けるにあたっては，常に
裁判を念頭に置き，自らの判断が，双方の当事者の人生
に大きな影響を及ぼすことを今一度認識し，それ相応の
覚悟をもって，医学的根拠に基づき，適正につとめなけ
ればならない。

　裁判においては，「医学的に正しいこと」が判決自体や
その理由に，一般医学的な想定の範囲内で必ずしも採
用・反映されるとは限らない。しかし，専門家として述
べた「医学的に正しいこと」は裁判記録として残される
ので，判決にかかわらず，医師として最大限の努力を尽
くしたい。

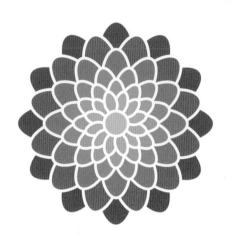

4. 性感染症の検査と治療

愛知医科大学大学院医学研究科臨床感染症学
山岸由佳, 三鴨廣繁 (感染症医)

　性暴力被害者が最も懸念することに, 性感染症と妊娠がある。ここでは, 性感染症の検査と予防について解説する[1]。

性感染症検査の検体と採取のタイミング (表1)

1 検査項目

　対象となる代表的な微生物には, 一般細菌・真菌・原虫, 淋菌, クラミジア, 梅毒, 単純ヘルペスウイルス (herpes simplex virus：HSV), B 型肝炎 (hepatitis B virus：HBV), C 型肝炎 (hepatitis C virus：HCV), ヒ

表1 性暴力被害者に対する主な性感染症に関する検査項目と
　　 検査のタイミング

	初診時 (可能な限り被害 直後が望ましい)	1〜2週間後	2〜4週間後	3ヵ月後
一般細菌・真菌・原虫（トリコモナス等）	【腟, 子宮頸管, 尿道分泌物/擦過検体】培養, 鏡検	視診, 症状があれば左記同様	視診, 症状があれば左記同様	
淋菌	【腟, 子宮頸管, 尿道分泌物/擦過検体】症状があれば男性では鏡検法, 女性では核酸増幅法。無症状ではいずれも核酸増幅法	左記同様	左記同様	
クラミジア	【腟および子宮頸管分泌物/擦過検体】核酸増幅法	症状があれば【腟, 子宮頸管, 尿道分泌物/擦過検体】核酸増幅法	左記同様	
梅毒	【血液】血清学的検査（RPR法, TPLA法）	視診。症状があれば直接鏡検		【血液】血清学的検査（RPR法, TPLA法）
単純ヘルペスウイルス（herpes simplex virus；HSV）	視診, 病変がある場合はHSV抗原検出（蛍光抗体法, 酵素免疫測定法）または核酸増幅法, 病変がない場合は血清学的検査（EIA法によるIgM抗体とIgG抗体またはHSV-1抗体, HSV-2抗体）	視診。初診時病変がなく今回新たに病変がある場合はHSV抗原検出（蛍光抗体法, 酵素免疫測定法）または核酸増幅法	視診。初診時病変がなく今回新たに病変がある場合はHSV抗原検出（蛍光抗体法, 酵素免疫測定法）または核酸増幅法	
A型肝炎（hepatitis A virus；HAV）	【血液】IgM抗体, IgG抗体		【血液】IgM抗体, IgG抗体	【血液】IgM抗体, IgG抗体
B型肝炎（hepatitis B virus；HBV）	【血液】HBs抗原, HBs抗体		【血液】HBs抗原, HBs抗体, 加害者がHBs抗原陽性の場合はHBV-DNA	【血液】HBs抗原, HBs抗体, 加害者がHBs抗原陽性の場合はHBV-DNA
C型肝炎（hepatitis C virus；HCV）	【血液】HCV抗体		【血液】HCV抗体, HCV-RNA	【血液】HCV抗体, HCV-RNA
ヒト免疫不全ウイルス（human immunodeficiency virus；HIV）	【血液】HIV抗原・抗体		【血液】HIV抗原・抗体	【血液】HIV抗原・抗体

ト免疫不全ウイルス（human immunodeficiency virus：HIV）が挙げられる。近年，性感染症の1つにA型肝炎（hepatitis A virus：HAV）が注目されており検査対象とすることが推奨される。加害者が判明している場合は，加害者の感染症検査を実施することで，被害者のその後の対応がよりシンプルになる可能性がある[2,3]。

2 検査方法とタイミング

1. 一般細菌・真菌・原虫

腟分泌物を綿棒で拭い，培地に塗布する。またトリコモナス等の原虫は顕微鏡で鏡検する。検査は初診時に行い，陰性であっても症状が遷延する場合は再検査する[2,3]。

2. 淋菌

潜伏期間は2〜7日間である。女性では男性に比べ無症状例が多いため潜伏期は明らかではない。口腔性交による咽頭感染がある。検査はグラム染色標本の検鏡，分離培養法，核酸増幅法等がある。男性では症状が認められる場合は鏡検法の感度は高いが，女性では鏡検法は推奨されない。初診時に無症状例では腟・子宮頸管および尿道分泌物/擦過検体を核酸増幅法で検査する。被害者の状況に応じて，口腔内の検査も行う。検査のタイミングは初診時と，潜伏期間中の被害から1ヵ月以内の任意のタイミングに行う[2,3]。

3. クラミジア

潜伏期間は1〜3週間である。男性では50%，女性では80%が無症状である。口腔性交による咽頭感染がある。初診時に腟・子宮頸管および尿道分泌物/擦過検体を核酸増幅法で検査する。被害者の状況に応じて，口腔内

の検査も行う。検査のタイミングは初診時と，潜伏期間中の被害から1ヵ月以内の任意のタイミングに行う[2,3]。抗体測定は被害から1週間以降で上昇がみられるが，偽陽性がある。

4. 梅毒

　感染力のある梅毒症例と性的接触があった場合，30日以内に約30%に感染が成立するといわれている。診断方法は，初診時に，血清学的検査を行う。血清学的検査は脂質抗原に対する非トレポネーマ抗体検査（serological test for syphilis：STS）法等と，トレポネーマ特異的な抗体検査（Treponema pallidum hemagglutination：TPHA)法等の組み合わせで行う。いずれも陰性の場合，4～12週後に再検を行う。また観察期間中に1期病変を認めた場合，皮疹等の病変部から菌体を証明する[2,3]。

5. 単純ヘルペスウイルス（HSV）

　潜伏期間は，性的接触があってから平均3～7日（2～20日）である。初診時に視診を行い，感染を疑う所見がある場合は，HSV抗原検出法（蛍光抗体法，酵素免疫測定法）または核酸増幅法を行う。視診にて明らかに病変を認めない場合は，血清学的検査（EIA法によるIgM抗体とIgG抗体またはHSV-1抗体，HSV-2抗体)を行う。以後潜伏期間中に，初診時病変がなく新たに病変が認められた場合には，HSV抗原検出法（蛍光抗体法，酵素免疫測定法）または核酸増幅法にて確定診断を行う[2,3]。

6. A型肝炎（HAV）

　潜伏期間は，平均28日（15～50日）である。受診当日に血液を用いて，HAV-IgM抗体，HAV-IgG抗体を

測定する。4〜12週後に再検査を行う。診断はIgM抗体の上昇で確認されるが，4〜6ヵ月で陰性化する[2,3)]。

7. B型肝炎（HBV）

感染後に抗原が陽転化するまでの期間は性交渉後2〜6週間である（針刺し曝露では数日から数週間と短い）。受診当日に血液を用いて，HBs抗原，HBs抗体を測定する。1，3，6ヵ月後にHBs抗原，HBs抗体，AST，ALT検査を行う[2,3)]。

8. C型肝炎（HCV）

感染してから2〜3ヵ月で急性肝障害が発症する。しかしこの感染初期（感染から2〜3ヵ月間）にはHCV抗体はウィンドウ期のため陽性化しない。したがって，感染早期の診断は，HCV-RNAの測定を行う。受診当日に血液を用いて，HCV抗体を測定しておくことは意義がある。1，3，6ヵ月後にHCV抗体，AST，ALT検査を行う[2,3)]。

9. ヒト免疫不全ウイルス（HIV）

HIVは，HIV-1とHIV-2があるが，国内ではほぼ全例がHIV-1である。検査はスクリーニングとして抗HIV抗体・抗原の2つを測定する。偽陽性率は最新世代で0.3%程度，簡易迅速抗体検査キットで1%程度である。スクリーニングで陽性の場合は，ウェスタンブロット法とHIV RNA量の検査を行う。検査のタイミングは受診当日，1，3，6ヵ月後に再検査を行う[2,3)]。

なお，前述の性感染症検査，および被害者の証拠として今後次世代シークエンサーを用いた解析が行われるようになることも十分に予想されるため，検体保存はでき

88002-595 JCOPY

れば−80℃が望ましいが，難しい場合は−20℃で保管する。

治療と予防

　外傷に対しては，創洗浄と消毒を行い，大きな裂傷に対しては縫合する。

　腟内の感染症が懸念される状況では，腟洗浄を行う。

1 性感染症の予防

　クラミジア，淋菌，梅毒を一括して予防する方法として，以下のいずれか1つの処方を検討する。

クラミジア，淋菌，梅毒を一括して予防する方法

● クラリス®錠　1回200 mg，1日2回，経口投与，7日間
● ジスロマック®錠　1回250 mg，1日1回，経口投与，1日間
● クラビット®錠　1回500 mg，1日1回，経口投与，7日間
● ミノマイシン®カプセル　1回100 mg，1日2回，経口投与，7日間

　なおこれらのレジメンでは薬剤耐性淋菌には対応ができないが，頻度が高くないため現状では上記のいずれかを推奨する。

　また初診時の血液検査でHBs抗原・HBs抗体いずれも陰性であれば，抗HBグロブリンを遅くとも48時間以内に投与し，次にHBワクチンを計3回接種する。

初診時血液検査でHBs抗原・HBs抗体いずれも陰性の場合

● 48 時間以内

ヘブスブリン® 1,000 単位，5 mL，1 回，筋肉内注射

● 7 日以内

ヘプタバックス®Ⅱ 0.5 mL，1 回，皮下注射あるいは筋肉内注射

● 1ヵ月後

ヘプタバックス®Ⅱ 0.5 mL，1 回，皮下注射あるいは筋肉内注射

● 3～6ヵ月後

ヘプタバックス®Ⅱ 0.5 mL，1 回，皮下注射あるいは筋肉内注射

References

1) 内閣府犯罪被害者等施策推進室：性犯罪・性暴力被害者のためのワンストップ支援センター開設・運営の手引～地域における性犯罪・性暴力被害者支援の一層の充実のために（https://www.mhlw.go.jp/seisakunitsuite/bunya/kodomo/kodomo_kosodate/dv/kaigi/dl/120726-20.pdf）.

2) 社団法人産婦人科医会：産婦人科医における性犯罪被害者対応マニュアル．平成20年6月（https://www.jaog.or.jp/wp/wp-content/uploads/2017/ol/manual_2008.pdf）.

3) 公益社団法人日本産婦人科医会女性保健委員会：性犯罪被害者診療チェックリストについて（https://www.jaog.or.jp/sep2012/diagram/notes/check_2012），2011.

88002-595 JCOPY

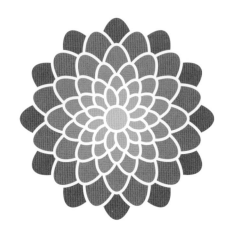

5. 薬物の証明

旭川医科大学医学部法医学講座
清水惠子（法医学・医師）

　欧米では一般社会に認知されて久しい「デートレイプドラッグ（date rape drug）」という概念が，約四半世紀遅れで，最近日本でも市民権を得つつある。欧米では薬物を不正利用した性犯罪（準強制性交等罪）を，drug-facilitated sexual assault（DFSA）と表現する。性犯罪厳罰化に関する刑法改正（2017 年 6 月），内閣府男女共同参画局による DFSA 警告・啓発サイトの開設（2018 年 2 月），捜査機関の DFSA に対する真摯な取り組み，報道機関の DFSA 警告・啓発に関する積極的な取材・報道等によって，被害者の人権擁護，犯罪者逮捕による犯罪防止・犯罪抑止の動きが加速しつつある。事件の解決の

ためには，事件遭遇直後に採血・採尿し，高性能精密機器分析による薬物（未変化体・代謝物）の検出が重要である。なぜなら，犯罪に使用される薬物の半減期（体内からの薬物濃度が半減する時間）は短いものが多いからである。その時期を失した場合には，毛髪分析によって，証拠を得ることが可能となっている。

ポイント

● 「記憶がない」と聴いたなら，採血・採尿を行い，科学捜査研究所（科捜研）へ依頼する（精密機器分析による薬物本鑑定）。

● それでもダメなら毛髪鑑定。非ベンゾジアゼピン系睡眠薬などは簡易キットでは検出できないものもある。

典型的な事件例（架空）

1 準強制性交等罪事案

被害者は10代の女子学生。インターネットでモデル募集のアルバイトに応募した。事件当日夕方，撮影前に錠剤の栄養剤とジュースを勧められた。それらを飲んだ後の記憶がない。栄養剤とジュースを飲んだ少し後に，友人とのSNSの通信記録が残っているが，全く記憶がない。深夜，犯人に手をひかれ，近くのコンビニへ歩く姿が，防犯ビデオ映像として残されていた。その際，友人と偶然出会っているが，彼女の記憶はぼんやりとし，はっきりしない。その友人による目撃情報は，「酒臭くないにもかかわらず，彼女の目の焦点は合っておらず，少

しだけふらついていた」というものであった。翌朝目を覚ましてみると，彼女は知らないホテルのベッドに全裸で寝ており，愕然とする。慌てて友人にSNSでメッセージを送信し，自力で帰宅する。前夜に<u>栄養剤とジュースを飲んだ後から，朝目を覚ますまでの記憶がなく，なぜ自分が知らない場所に全裸で寝ていたのか覚えがない。</u>どうしたものかと悩むが，何かあったとしか思えず，午後になって警察に相談する。

　警察署ではすぐに採尿し，薬物簡易分析キットで反応をみたが，ベンゾジアゼピン系睡眠薬に陽性反応は認められなかった。しかし，彼女の話を信じてくれる警察官が，最初から事件を担当してくれたのは，彼女にとって不幸中の幸いであった。警察の科捜研による薬物本鑑定（精密機器分析）では，採取された血液や尿から，本人が服用した覚えのない非ベンゾジアゼピン系睡眠薬およびその代謝物が検出された。その睡眠薬は，簡易検査キットに反応しない種類であった。捜査の結果，犯人が撮影した強姦映像が残されていたが，<u>彼女に被害時の記憶は全くない。</u>使用された睡眠薬は，犯人自身が近医から処方されているものであった。

2 昏睡強盗事案

　被害者は70代男性，飲食店経営。深夜，店に訪ねてきた犯人は，湯飲み茶碗に日本酒をついで彼に勧める。1杯飲んで数分のうちに，彼の記憶は途切れる。その後，店の床に倒れているところを家族に発見され，救急要請と警察への通報がなされる。店内から，金品が盗まれていた。搬送先の病院で施行された薬物簡易検査キットに

よる尿検査は陰性であったが，科捜研での本鑑定では，尿から，非ベンゾジアゼピン系睡眠薬およびその代謝物が検出された。湯飲み茶碗から，エタノールと睡眠薬が検出された。使用された睡眠薬は，犯人の家族に処方されているものであった。

睡眠薬を用いた準強制性交等罪事案の問題点

睡眠薬を用いた準強制性交等罪事案の問題点は，薬剤性一過性前向健忘により，被害者に事件当時の記憶が欠落しているか曖昧なことである。そのため，本当に犯罪があったのか否かは，客観証拠のみから証明されることになる。犯行時の画像等と異なり，この犯罪に使用される睡眠薬は，体内からの消失半減期が短く，証拠保全のためには，事件後早期に，被害者の採血・採尿が必要となる。被害者は，事件後時間をあけずに，迷うことなく，捜査機関またはワンストップ支援センター（以下，ワンストップセンター）を訪れる必要がある（巻末参照）。そのためには，こういった知識が，被害者となり得る一般市民に対して広く警告・啓発されることが必要である。

犯行に使用される薬物

日本では，主に睡眠薬（GABA$_A$受容体作動薬）が犯罪に不法使用される。加えて，中枢抑制作用（麻酔作用ほか）を持つさまざまな医薬品が使用される可能性がある。睡眠薬としての GABA$_A$受容体作動薬は，呼吸抑制が起

表1　犯罪に使われる睡眠薬（睡眠導入剤，抗不安薬）の一部

薬剤の例（一般名）	作用時間（半減期 hr）	処方対象
ゾルピデム* トリアゾラム	超短時間（2〜4）	入眠困難
エチゾラム* ブロチゾラム*	短時間（6〜10）	入眠困難
エスタゾラム ニメタゼパム フルニトラゼパム	中時間（12〜24）	熟眠障害・早期覚醒

*化学構造は非 BZD 系だが，作用部位は GABA$_A$ 受容体チャネルの BZD 結合部位

こりにくいという安全性から，世界的に使用されている医薬品である。化学構造から，ベンゾジアゼピン（BZD）系と非 BZD 系に区分されるが，体内での作用部位は同じであり，GABA$_A$ 受容体（γ-アミノ酪酸受容体-塩素イオンチャネル複合体）に存在する BZD 結合部位である。GABA$_A$ 受容体作動薬は，不眠症のタイプ等の用途に合わせて，作用時間（半減期）の異なる薬物が存在する。

　表1に示したものは，犯罪に使われる睡眠薬（睡眠導入剤，抗不安薬）の一部である。経口摂取の場合，薬剤は胃を通過後，小腸で吸収されて門脈を通り，肝臓を通過して，血中から作用部位（中枢神経）に移行し，薬理作用を発現する。摂取時の胃内容物の量に左右されるが，薬理作用が発現するまでの時間はおおむね15〜30分程度である。

表2 被害者の共通症状と薬理作用

被害者の共通症状	薬理作用
眠気，倦怠感，認知機能低下，睡眠	鎮静・催眠作用
ふらつく，転倒しやすい，力が入りにくい	筋弛緩作用
危険に対して極めて鈍感な対応（危機回避能力低下）妙に気が大きくなる	抗不安作用
記憶の欠如・記憶の断片化	前向健忘

（抗けいれん作用は，けいれん時に発現する）

睡眠薬とアルコール飲料（エタノール）の薬理作用

　睡眠薬（$GABA_A$受容体作動薬）やアルコールはいずれも，体内にある$GABA_A$受容体（γ-アミノ酪酸受容体-塩素イオンチャネル複合体）に存在する，BZD結合部位とエタノール結合部位に作用し，GABA（γ-アミノ酪酸）による中枢神経抑制作用により，薬理効果を発現する。

　GABAは中枢神経活動を抑制する神経伝達物質である。$GABA_A$受容体にGABAが結合すると，内在するイオンチャネルから塩素イオン（Cl^-）が中枢神経細胞内に流入して過分極となり，興奮性入力による脱分極効果が抑制され，結果的に中枢神経が抑制される。睡眠薬やアルコール飲料（エタノール）は，$GABA_A$受容体に結合し，GABAの作用を増強するモジュレーター作用を介して，中枢神経を抑制する薬理作用を発現する。つまり，両者は体内で同じ部位に効き（作用し），同じ効果（中枢神経抑制作用）を持つので，お互いの作用を増大させるのである。

88002-595 JCOPY

睡眠薬（GABA$_A$受容体作動薬）の薬理作用は，鎮静・催眠作用，筋弛緩作用，抗不安作用，前向健忘，抗けいれん作用である。これらの薬理作用は，表2に示すように，被害者に犯罪遭遇時の共通症状を生じさせる。

鎮静・催眠作用は，眠気，倦怠感，認知機能低下を招来し，刺激がなければ睡眠に至らせる。筋弛緩作用によって，ふらついて転倒しやすく，体に力が入り難く，俊敏に動くことができなくなる。抗不安作用は，不安感が病的に強く日常生活が困難な者が服用することで，通常の生活を送ることができるという極めて重要な薬理作用である。しかし，この薬物を通常必要としない状態の者が服用した場合，普段と異なり，危険に対して極めて鈍感な対応となる。鎮静・催眠作用と相まって認知機能（判断力）は低下し，通常（薬物影響下にないとき）ならば当然警戒したり，逃げ出したりする状況における危機回避能力が著しく低下する。これは，"泥酔すると異常に気が大きくなる"という現象と同様と考えられる。前向健忘によって，薬物を摂取して作用が発現した後から一定時間の記憶が全くないか，ところどころの出来事しか思い出せない，記憶の断片化が生じる。これは，眠り込んでしまい記憶がない場合もあれば，眠らずに活動していても記憶がない場合もある。「昨夜は，飲み会の途中から酔っぱらって記憶がないが，今朝気がついたら自分の家にいた。どうやって飲み会から自宅に戻ったのか記憶がない」という状態と同じである。抗けいれん作用は，けいれん時に発現するものであり，けいれんのない状態では作用は確認できない。

医療現場では，医薬品は適正に使用されるため，GABA$_A$受容体作動薬は日常的に患者の不安や苦痛を軽減している。侵襲性の強い検査や手術の前に，前投薬として患者に投与することで，医療行為に伴う不安や苦痛を軽減し，患者は極めて従順に医療者の指示に従うようになるので安全に医療行為が遂行され，不快な記憶も軽減される。医薬品は適正に使用されてこそ，本来の目的が果たされる。

薬物を摂取させられた事実の証明

事件遭遇後なるべく早い時期の尿および血液を採取試料とし，薬物分析を行い，睡眠薬（GABA$_A$受容体作動薬）の未変化体やその代謝物を検出することで，薬物を摂取させられたという客観的科学的証拠を得ることができる。

犯罪に使用される薬物は，少量であることや，半減期が超短時間型や短時間型と体内からの排泄が速いことから，採取試料からの検出が困難な場合もある。薬物摂取後の排尿回数が多いと，尿中へ排泄されて，膀胱内に貯留していた薬物（証拠）が失われることになる。薬物代謝・排泄等は個人差があるので，検査してみなければわからないが，健康成人の場合，服用から1週間以上経過してしまっては，（超）短時間型睡眠薬の検出（証明）は難しい。この意味からも，被害者はすぐに警察もしくは支援団体を訪れる必要がある。このような背景が，捜査機関のみならず，被害者になり得る一般市民に，レイプ

表3 薬物検出（証明）可能期間のおよその目安（下限 1 ng/mL）

一般名	商品名（例）	未変化体検出期間	代謝物	
トリアゾラム	ハルシオン	3〜7 時間	α-OH体	35 時間（尿中）
ゾルピデム	マイスリー	12〜18 時間	M-I	5 日内外（尿中）
エチゾラム	デパス	1〜3 日	α-OH体	2〜7 日（血中）
ブロチゾラム	レンドルミン	半日		4 日内外（尿中）
エスタゾラム	ユーロジン	3 日〜1 週間	M-VII	5 日（尿中）
フルニトラゼパム	サイレース	3 日内外		7 日内外（尿中）

薬物代謝・排泄等は個人差があるので，検査してみなければわからないが，健康成人の場合，服用から 1 週間以上経過してしまっては，（超）短時間型睡眠薬の検出（証明）は難しい。

ドラッグの知識について警告啓発活動が必要となる所以である。

なお，上記の表 3 は比較的古い文献値を参考に作成したため，精密機器分析の精度が向上している現在では，検出される期間がさらに長くなっている（より低濃度の薬物代謝物が検出可能となっている）可能性が高い。

性犯罪被害者は，公的医療扶助により，産婦人科を受診することができる。その際，抗凝固剤の入った試験管（血算用の採血管）に全血を数 mL 程度（最低 5 mL 以上）採血することが大切である。

毛髪分析

2018 年夏以降，日本でも毛髪鑑定により薬物を服用されたことを証明したという報道発表，学会報告[1]，論文報告[2]がみられるようになった。しかし，全国のすべて

の科捜研が検査可能であるわけではなく，超高感度分析機器による慎重な分析（fg オーダーの検出感度）が必要である。また，すべての薬物摂取が毛髪から証明できるとは限らない。毛髪のメラニン色素の個人差，毛髪への脱色剤の使用等，検出が困難となる場合も想定される。被害に遭った際には，なるべく早い段階でワンストップセンターや捜査機関などに申し出，採血・採尿することが肝要である。

日本における警告・啓発サイト

DFSA（準強制性交等事件・準強制わいせつ事件）に使用される薬物を，欧米ではデートレイプドラッグ，プレデタードラッグ，クラブドラッグと呼び，これらは一般市民も使用する日常用語である。米国では，連邦政府機関である保健福祉省，司法省，FBI，NIH（国立衛生研究所）や，州政府，教育機関，民間団体が，警告・啓発サイトをネット上に設けている。日本では，2018 年 2 月，内閣府男女共同参画局のホームページに，デートレイプドラッグに関する警告・啓発サイトが設置された[3]。

まとめ

被害者の事件遭遇時の記憶の欠落は，「あり得ないこと」ではなく，むしろ，「薬を盛られて被害に遭った可能性」を示唆するキーワードである。睡眠薬は医療にとって重要な医薬品である。しかし，不正使用することでさ

まざまな犯罪を可能とする一面を持っている。過去には，性犯罪のみならず，昏睡強盗，暴行・傷害，殺人等にも使用されている。いかなる犯罪に使用されようとも，医薬品としての重要性に変わりはなく，使用する人間の在り方が問われるのである。

性犯罪は，逮捕されるまで繰り返される傾向がある。仮に犯人が逮捕されない場合，当該被害者のみならず，野放しの犯人の脅威にさらされ続ける他の市民の安全を守るためにも，薬物（睡眠薬）を用いて被害者の記憶を欠落させる犯罪があるという認識が，捜査機関やワンストップセンターのみならず一般社会に広く普及し，人権の擁護および社会の安全の向上につながることを希望している。

📖 *References*

1) 桑山健次，宮口 一，岩田祐子，他：睡眠薬悪用犯罪の証明力強化—毛髪のマイクロ分画分析による薬物接種日の特定—. 日本法科学技術学会誌，23：38，2018.

2) Kuwayama K, Nariai M, Miyaguchi H, et al.：Micro-segmental hair analysis for proving drug-facilitated crimes：Evidence that a victim ingested a sleeping aid, diphenhydramine, on a specific day. Forensic Sci Int, 288：23-28, 2018.

3) 男女共同参画局：女性に対する暴力の根絶（http://www.gender.go.jp/policy/no_violence/index.html）.

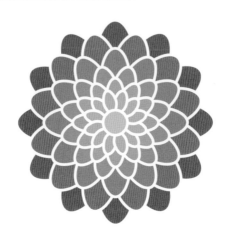

6. 緊急避妊法

日本家族計画協会家族計画研究センター 所長
北村邦夫（産婦人科医）

性犯罪被害と緊急避妊

「Not knowing is a fool, not telling is a crime.（知らないのは愚か，知らせないのは罪）」とまでいわれている緊急避妊法（emergency contraception：EC）。日本で黄体ホルモン製剤の一種であるレボノルゲストレル（levonorgestrel：LNG）を主成分とした緊急避妊薬（emergency contraceptive pills：ECP）が初めて承認されたのが 2011 年 2 月のことであった。

一方，それに遡ること 2004 年 12 月には「犯罪被害者等基本法」が制定，翌年 12 月に「犯罪被害者等基本計

画」が閣議決定され，「性犯罪被害者の緊急避妊等に要する経費の負担軽減」の項[1]では，「警察庁において，性犯罪被害者の緊急避妊等に要する経費について，その経済的負担を軽減する必要があることを前提に，支給方法の検討を含め，必要な調査を行い，1年以内を目途に結論を出し，その結論に従った施策を実施する」と明記された。筆者は当時，内閣府男女共同参画会議女性に対する暴力専門調査会委員であったこともあり，本事業の実施に向けて何かと相談を受けていた。最終的には，「強姦事件の被害者に，緊急避妊や中絶手術の費用などを全額支給（性感染症検査，緊急避妊，中絶費用など）する」こととし，母体保護法に基づく「暴行脅迫による中絶」が2003年度で534件であったことから，国と都道府県の負担は年間で約2億2,000万円が必要と試算し実施することとなった。しかし，当時は国が承認したECPは存在しなかったために，医師の判断と責任で他剤を転用していた。

　性犯罪被害者に対する医療支援事業は今日もなお継続していることから，本項では，承認薬等を例に，ECについて概説したい。

緊急避妊法とは

　ECとは避妊措置に失敗した，あるいは避妊措置を講じなかった性交（unprotected sexual intercourse：UPSI）後（図1），72時間以内にLNGを主成分とするECP（現在国が承認している薬剤は『ノルレボ® 錠1.5

III.
医療機関における急性期対応

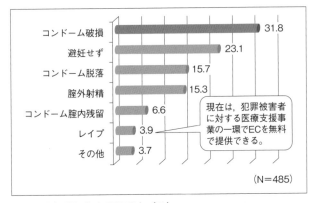

図1　緊急避妊外来受診理由（%）
（日本家族計画協会クリニック：2005年4月〜2013年3月末）

mg』と『レボノルゲストレル錠1.5 mg「F」』の2剤のみ）を経口投与する，あるいは銅付加子宮内避妊具（cupper intra-uterine devices：Cu-IUD，『ノバ T® 380』）をUPSI後120時間以内に子宮内に挿入する方法が採られている。

緊急避妊薬でなぜ避妊できるのか

排卵の抑制あるいは遅延によって避妊を可能にすることが知られている[2]。市販後調査の結果[3]によれば，妊娠症例率*0.7%，妊娠阻止率**90.8%である。添付文書上は，UPSI後72時間以内となっているが，72時間から

---

* 妊娠症例率は「妊娠例数／有効性解析対象症例数×100（%）」により算出された。
** 妊娠阻止率は「（妊娠予定数−実際の妊娠例数）／妊娠予定数×100（%）」により算出された。

88002-595 JCOPY

表1 無防備な性交と 1.5 mg の LNG を 1 回服用した間の経過時間との関係における緊急避妊薬の有効性

無防備な性交後に経過した日数	対象女性数	妊娠数（失敗数）	回避された妊娠率（%）(95% CI)
全体日数 (1〜5)	1,356	20	82 (70.9〜88.7)
1〜3	1,198	16	84 (73.0〜90.5)
4〜5	150	4	63 (31.5〜85.7)

(von Hertzen H, Piaggio G, Ding J, et al.：Low dose mifepristone and two regimens of levonorgestrel for emergency contraception：a WHO multicentre randomised, trial. Lancet, 360：1803-1810, 2002[4] より引用)

緊急避妊薬の有効性は，無防備な性交後に経過した時間に影響される。

表2 1.5 mg の LNG を 1 回服用した後に性行為が行われたか否かと緊急避妊薬の有効性

緊急避妊薬を服用した後の性行為	対象女性数	妊娠数（失敗数）	回避された妊娠率（%）(95% CI)
なし	952	13	83 (69.0〜90.1)
あり	404	7	81 (59.0〜90.9)

(von Hertzen H, Piaggio G, Ding J, et al.：Low dose mifepristone and two regimens of levonorgestrel for emergency contraception：a WHO multicentre randomised trial. Lancet, 360：1803-1810, 2002[4] より引用)

緊急避妊薬の有効性は，LNG-ECP 投与後に性行為が行われたか否かに影響される。

120 時間でも避妊効果を維持するものの，96 時間を超えると避妊効果が低下する[4]。

緊急避妊薬服用時の注意点

ECP の使用に際しては，その有効性は UPSI 後に経過した時間に影響され，妊娠回避率が低下する（表1)[4]。

また，ECP の作用機序に排卵の遅延があることから，ECP 服用後の UPSI が妊娠に直結する危険性を孕んでいる（表2）[4]。そのために，EC 外来では，「次の月経があるまでセックスしないでいられるか？」という会話が日頃繰り返されている。活発な性行動をしているカップルには，ECP 服用の翌日から経口避妊薬（oral contraceptives：OC）の服用を勧めているのはそのためである。

　EC が適切に行われても，性感染症罹患，時には EC で妊娠を回避できないこともある。性犯罪被害者に対する医療支援事業についてはこれらも含まれているが，都道府県によって多少のバラツキがあるので医療機関あるいはワンストップ支援センター等に相談されたい。

性交後72時間を超えた場合

　Cu-IUD の装着が可能であれば，排卵後5日間を超えない限り，性交後5日（120時間）を超えて装着してもよい[5]。

対面なしオンライン診療化への懸念

　国は，検討会での議論を重ねた結果，2019年7月に「オンライン診療の適切な実施に関する指針」[6]を明らかにしている。しかし，その内容を知るにつけ，性犯罪被害者が今まで以上に ECP を入手し易くなるかについて疑問を抱かずにはおられない。

88002-595 JCOPY

指針には，原則対面診療で行うものの，「例外的として地理要因がある女性，相談窓口等（女性健康支援センター，婦人相談所，性犯罪・性暴力被害者のためのワンストップ支援センターを含む）と連携している医師が，女性の心理的な状態に鑑みて対面診療が困難であると判断した場合においては産婦人科医又は厚生労働省が指定する研修を受講した医師が，初診からオンライン診療を行うことは許容され得る」と書かれているが，性犯罪被害者の EC 等に要する経費の負担軽減を具体的にどう実現するか等については触れていない。

コンドームや腟外射精というように避妊を男性に依存している日本人女性にとって，EC はきっかけであって妊娠を回避するためのゴールでないことをきちんと理解させることが必要だ。「EC から OC へ」「EC として選択した Cu-IUD を通常の避妊法へ」と行動変容させられるかどうかが医師としての腕の見せ所とばかりに励んでいる。

📖 References

1) 警察庁：給付金の支給に係る制度の充実等（基本法第 13 条関係）.（https://www.npa.go.jp/hanzaihigai/whitepaper/w-2010/html/zenbun/part 3/s3_03_07.html）2019 年 10 月 10 日確認.

2) Gemzell-Danielsson K, Berger C, Lalitkumar PGL：Emergency contraception：mechanisms of action. Contraception, 87：300-308, 2013.

3) 医薬品医療機器総合機構：「ノルレボ錠 0.75 mg」再審査報告書（http://www.pmda.go.jp/drugs_reexam/2016/P20160624002/470007000_22300AMX00483_A100_1.pdf）2019 年 10 月 10 日確認.

4) von Hertzen H, Piaggio G, Ding J, et al.：Low-dose mifepristone and two regimens of levonorgestrel for emergency contracep-

tion：a WHO multicentre randomised trial. Lancet, 360：1803-
1810, 2002.
5) 日本産科婦人科学会, 編：緊急避妊法の適正使用に関する指針
（平成 28 年度改訂版）. （http://www.jsog.or.jp/activity/pdf/
kinkyuhinin_shishin_H28.pdf）2019 年 10 月 10 日確認.
6) 厚生労働省：オンライン診療の適切な実施に関する指針（平成 30
年 3 月・令和元年 7 月一部改訂）. （https://www.mhlw.go.jp/con
tent/000534254.pdf.）2019 年 10 月 10 日確認.

88002-595 JCOPY

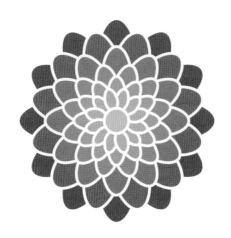

7. 性暴力による妊娠への対応

医療法人社団藤聖会女性クリニック
We! TOYAMA 代表
種部恭子（産婦人科医）

　性暴力により妊娠した場合，人工妊娠中絶（以下，中絶）を選択する女性が多いが，被害者が若年の場合，妊娠に気づくのが遅れたり，親に言えない等の理由で相談が遅れ，出産しか選択肢がないこともある。また，信条や宗教的理由により出産を希望する場合もある。

　いずれの選択であれ，被害者の自己決定を尊重すべきであり，選択肢について十分な情報を提供するとともに，法的問題や費用負担，学校への対応等も含め，包括的な支援を行う必要がある。

性暴力による妊娠
～中絶の法的取り扱いと留意点～

▌1▐ 刑法堕胎罪と母体保護法の運用

　刑法第29章には堕胎をした女性（刑法212条堕胎罪）と，堕胎を行った医師等（刑法214条業務上堕胎罪）に懲役刑を科す堕胎の罪がある（表1）。よって日本では医師の認定により中絶を行う場合，堕胎の罪の違法性を阻却するために母体保護法を定めており，一定の条件を満たすことにより，非合法を免れることができる，という立て付けである。

　母体保護法14条1項二号では，「暴行若しくは脅迫によつて又は抵抗若しくは拒絶することができない間に姦淫されて妊娠したもの」を中絶の条件と定めている（表1）。つまり，拒絶できない状況下での同意のない性交＝性暴力（いわゆる強姦・セクシュアルハラスメント，性的搾取，性的虐待，DVの性的暴力）による妊娠はすべてこの条文の適用で中絶を行うことができる。

　この場合，警察への相談や被害届の提出の有無は問わず，性暴力による望まない妊娠かどうかについては，あくまで母体保護法指定医師の判断による。

▌2▐ 性暴力による妊娠の中絶の届出

　中絶を行った医師は，都道府県知事に毎月報告することが定められており（母体保護法25条），報告票（母体保護法施行規則27条）（図1）による中絶および人工死産の数，報告票に記載された事項（中絶を受けた女性の居住市町村と年齢，妊娠週数，中絶の母体保護法上の該当条

88002-595 JCOPY

表1　刑法堕胎罪と母体保護法

刑法 29章 堕胎の罪	212条（堕胎）妊娠中の女子が薬物を用い、又はその他の方法により、堕胎したときは、1年以下の懲役に処する。 213条（同意堕胎及び同致死傷）女子の嘱託を受け、又はその承諾を得て堕胎させた者は、2年以下の懲役に処する。よって女子を死傷させた者は、3月以上5年以下の懲役に処する。 214条（業務上堕胎及び同致死傷）医師、助産師、薬剤師又は医薬品販売業者が女子の嘱託を受け、又はその承諾を得て堕胎させたときは、3月以上5年以下の懲役に処する。よって女子を死傷させたときは、6月以上7年以下の懲役に処する。 215条（不同意堕胎）女子の嘱託を受けないで、又はその承諾を得ないで堕胎させた者は、6月以上7年以下の懲役に処する。 2　前項の罪の未遂は、罰する。 216条（不同意堕胎致死傷）前条の罪を犯し、よって女子を死傷させた者は、傷害の罪と比較して、重い刑により処断する。
母体保護法	（医師の認定による人工妊娠中絶） 14条　都道府県の区域を単位として設立された公益社団法人たる医師会の指定する医師（以下「指定医師」という。）は、次の各号の一に該当する者に対して、本人及び配偶者の同意を得て、人工妊娠中絶を行うことができる。 　一　妊娠の継続又は分娩が身体的又は経済的理由により母体の健康を著しく害するおそれのあるもの 　二　暴行若しくは脅迫によつて又は抵抗若しくは拒絶することができない間に姦淫されて妊娠したもの 2　前項の同意は、配偶者が知れないとき若しくはその意思を表示することができないとき又は妊娠後に配偶者がなくなつたときには本人の同意だけで足りる。

文）は、国の統計と人口動態把握に用いられている。

　性暴力による妊娠の中絶の場合、図1の報告票（6）該当条文は「14条1項2号」に丸をつけて提出する。もちろん警察への届出の有無は問わない。

　国の統計によると、14条1項2号による中絶数は218件（2017年度）、うち37件が10代である。しかし、年次推移に一定の傾向がみられないことより（図2）、この報告数が性暴力による妊娠・中絶の実数を反映しているとは考えにくい。被害者が性暴力による妊娠であると告

別記様式第十三号(二)(第二十七条関係)

人工妊娠中絶実施報告票

（令和　　年　　月　分）

(1) 手術を受けた者の番号		(2) 手術を受けた者の年齢	歳
(3) 手術を受けた者の居住地	都道府県／郡市区／町村／支庁	(4) 手術を受けた妊娠週数	週　　1 満7週以前　2 満8週～満11週　3 満12週～満15週　4 満16週～満18週　5 満20週～満21週
(5) 手術を実施した月日	月　　日	(8) 該当条文	該当条文　　1 14条1項1号　2 14条1項2号
(7) 手術を受けた理由		(9) 手術を受けた者の生活保護法による医療扶助適用の有無	有　　無
(8) 手術を受けた者の社会保険適用の有無	有　　無		
備考			

日本産業規格A列5番

記載上の注意

1　「手術を受けた者の番号」欄については、各月ごとに手術を受けた者について実施の順に付した番号を記入すること。
2　「手術を受けた者の居住地」欄は、都道府県市区町村名等を記入し、該当する文字を○で囲むこと。
3　「手術を受けた妊娠週数」欄は、該当する数字を○で囲むこと。
4　「該当条文」欄は、該当する数字を○で囲むこと。
5　「手術を受けた理由」欄には、手術を受ける理由となった事実、例えば、結核のため妊娠の継続により健康を害する、暴行により妊娠、等を記入すること。
8　「手術を受けた者の社会保険適用の有無」欄及び「手術を受けた者の生活保護法による医療扶助適用の有無」欄は、該当する文字を○で囲むこと。

図1　母体保護法25条による人工妊娠中絶の届出
（母体保護法施行規則27条による報告票）

88002-595　JCOPY

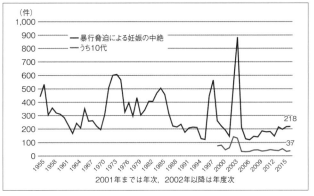

図2 暴行脅迫による妊娠の人工妊娠中絶報告件数
（母体保護統計報告（〜2001）および衛生行政報告例（2002〜）をもとに作成）

げない場合があることや，母体保護法指定医師が14条1項2号として報告することへの理解が浸透していないこと，2004年までは中絶事由が不詳というカテゴリーがあったこと等が，その理由として考えられる。

3 中絶の同意

母体保護法14条2項では，中絶に際して配偶者（配偶者に準じるものを含む）の同意を求めている（表1）。この場合，配偶者とは法律上の夫であり，遺伝的な胎児の父（夫以外からの性暴力の場合は加害者）ではない。配偶者に準じるもの（民法上の内縁）とは，婚姻を念頭に置き生活を共にするものと解されていることから，未婚で同棲もしていない場合は，本人の同意のみで足る。

一方，婚姻または同棲している場合は，夫（以後，内縁の夫を含む）の同意が必要である。つまり，夫に性暴力の事実を告げ，夫の同意を得て中絶を受けることが法

律上の建前である。しかし，夫以外の相手による性暴力の場合，夫に性暴力被害を告げることができない女性も多く，性暴力被害を夫に告げることで家庭生活に多大な影響を与えたり，夫にも心的外傷を与える可能性もある。

実際には，母体保護法指定医師の判断と責任により，母体保護法14条2項の「配偶者が知れないとき若しくはその意思を表示することができないときには本人の同意だけで足りる」を根拠として，本人の同意のみでの中絶を考慮していると思われるが，医師にその責任を負わせる形は問題であり，早期の法改正を強く望む。

DVの性的暴力や未成年の中絶の同意の問題については，本節後出の**性暴力被害の種類に応じた留意点**❷および❹で述べる。

性暴力による妊娠〜出産と子の養育〜

❶ 出産に向けた準備

被害者自ら出産を選択する場合もそうでない場合も，まずは安全な妊娠・出産に至ることが第一である。妊娠・出産の経過について知識を持ってもらう必要もあるが，母親あるいは両親学級への参加は回避しなければならないため，個別に教育を行いながら，子の養育の選択肢も合わせて時間をかけてカウンセリングを行う。

出産については，可能な限り無痛分娩を考慮し，望んで出産した女性や新生児と同じ病棟での入院を避ける等の配慮が必要である。

なお，性暴力による被害にかかわらず，一般に出産す

88002-595 JCOPY

る女性が未婚の場合，未成年であっても，また子を社会的養育に託すかどうかを問わず，その女性と出産した子のみの独立した戸籍が一旦作成される。その後に婚姻した場合は成年に達したものとみなされ（成年擬制），子に対する親権を持つことになる。婚姻しない場合（性暴力被害の場合はまず婚姻することはない）は，その女性が成人に達するまで，その女性の親が親権者となる（親権代行）。したがって，性暴力被害女性の場合，被害者の親が子の養育に関する選択や手続きの主体者となる。

被害者が自分で子を育てる選択をする場合，子の父（加害者）が特定されていれば認知請求や養育費の請求をすることができる（被害者が未成年の場合は親権代行者により同様の請求ができる）。

2 社会的養育の選択

被害女性に子の養育意思はないことが多いが，妊娠経過中に意思が変化することもあるため，途中で方針を変えることが可能であることを伝えながら，選択肢を提示していく。

将来的に自分で育てる意思がない場合，子の福祉を優先するならば特別養子縁組を考慮するのが望ましい。特別養子縁組では，出産した被害者もしくは親権代行者の親権は停止され，子は戸籍上も養親の子となる。

特別養子縁組は児童相談所または民間のあっせん業者を介して行う。しかし，あっせん業者の中には，被害者の意思を尊重しない対応を行ったり，子を手放すプロセスに配慮がないものもあり，注意を要する。

子を社会的養育に託す場合，性暴力による妊娠であっ

てもグリーフケアは必要である。妊娠中から，社会的養育への委託時期（子と過ごす時間を持つかどうか）や，子に出自を知らせるかどうか等も含め，児童相談所やあっせん業者の相談員と連携して情報を提供し，被害者の意思を尊重した決定を支援する。

性暴力被害の種類に応じた留意点

1 いわゆる強姦・セクシュアルハラスメントによる妊娠の場合

1. 中絶を選択する場合

　本節の性暴力による妊娠〜中絶の法的取り扱いと留意点〜 3 で述べた通り，未婚で同棲のパートナーがいない場合は本人の承諾のみで中絶が可能である。

　加害者の処罰を求める場合，中絶時に絨毛を採取し，警察またはワンストップ支援センター（以下，ワンストップセンター）に証拠として提出することができる。採取・提出方法の実際はⅢ章2. に譲る。

　中期中絶（人工死産）の場合，市町村への死産証書の提出を要するが，人工死産の事実については事由を含めて戸籍には記載されない。このことは，被害を知られたくないと考えている被害者に知らせておくべき情報である。

　なお，ワンストップセンターや警察が中絶費用を負担する犯罪被害者支援制度が適用される場合があるため，事前に地域における運用および適用範囲を確認しておく。

88002-595 JCOPY

2. 出産を選択する場合

①義務教育年齢（小中学生）の場合

　学校が被害事実を認知している場合，学校と密に連絡をとりながら主治医として積極的にかかわり，教育機会が与えられるよう必要に応じて診断書等を記載し支援する。出産や妊娠が知れ渡ることにより人生の選択を狭めることがないよう，コミュニティやほかの生徒への影響について学校を交えて相談し，自宅等での学習への協力を依頼する。

　学校が被害事実を認知しておらず学校側に協力者がいない場合，妊娠が知れ渡ることを避ける必要があれば，親戚等の協力を得る等の方法で学校から遠い生活環境で過ごし，コミュニティから遠い病院での出産も考慮する。

　この年代の場合，妊娠・出産に関する基本的知識がないため，妊娠の診断時から時間をかけてカウンセリングを行い，医学的に（情緒的でない）妊娠・出産に関する教育を行いながら，本人の意思を尊重しつつ方針を決めていく。

　保護者の葛藤や動揺が被害者に与える影響は大きいため，保護者には別途カウンセリングを行い，落ち着いた環境を形成するよう支援する。前述した通り保護者が親権代行者となるため，子の養育に関しても十分な情報提供を行う。

②高校生以上の場合

　学校での理解が得られる場合は，妊娠期間の休学や自宅学習等，就学継続のための協力を得る。

　2018年3月に文部科学省は妊娠した高校生の就学継続

を支援するよう通達を出している。学校の理解が得られ
ない場合は，主治医として協力する旨を申し出，可能な
限り学習の機会を奪わないように協議することが必要で
ある。

　被害者が家庭で虐待を受けている等，自宅に居場所が
ない場合は，女性相談センターでの一時保護を経て，婦
人保護施設で妊娠期を過ごし，助産制度により無料で出
産することも可能である。

❷ 性的虐待による妊娠の場合

　18歳未満の性的虐待の被害者は児童相談所に一時保
護の責務があるが，妊娠している場合は保護が望めない
こともある。性的虐待を監護者性交等罪として扱い加害
者の処罰に至るまでには長い時間が必要であるため，非
加害親が被害者と一緒に安全な場所に逃げることを選択
肢として考慮する。この場合，非加害親もDVを受けて
いることが少なくないため，DVを念頭に置き，被害者の
妊娠を機に自立への道を選択できるように非加害親を支
援する。

　被害者が未成年で中絶を選択する場合，何歳であって
も母体保護法上は本人の同意のみで足る。しかし，医療
法で定める医療行為に関するインフォームド・コンセン
トについては，何歳から本人のみの同意で足るか，年齢
を定めていない。基本的には親権者の同意を得ることが
望ましいが，性的虐待の場合には，加害親はもちろん，
非加害親にも妊娠を告げることができない場合もある。

　本人に理解力があり，どうしても親権者に同意を求め
られない場合は，その理由を診療録に明記するととも

88002-595 JCOPY

に，本人への説明と同意を動画等で記録し，本人が十分理解し，誘導なく自己決定をしていることが証明できるようにしておく必要がある（もちろん，それでも紛争になることは覚悟のうえで，である）。

3 性的搾取による妊娠の場合

貧困や虐待等により居場所がなく，性産業等で性的搾取に遭う若年女性が増えている。このような背景を持つ場合，中絶や出産の費用が捻出できないこともある。

居所がなく所持金もわずかである場合には，生活保護受給手続きを取り医療扶助で中絶を行うことが可能である（ただし定額のため，医療機関によっては受託しない場合もある）。また，出産する場合には助産制度により無料での出産が可能であり，出産までの居所がない場合には婦人保護施設での生活が可能である。

このような困難を抱えた女性の場合は，女性相談センターがその対応窓口となる。居所がない場合には一時保護も可能であるが，妊娠している場合は医療的支援を要するため，連携しながら対応にあたる。

4 DV による妊娠の場合

本節の性暴力による妊娠〜中絶の取り扱いと留意点〜の 3 で述べた通り，中絶には配偶者の同意が必要であるが，配偶者が出産を希望し被害者が中絶を希望している場合には，中絶の同意が得られない可能性が高い。また，DV の身体的暴力等により被害者が生命の危険を感じているようなケースでは，加害者に中絶を希望していることを告げることで暴力がエスカレートし，生命の危険性が高まることも予測される。一方，加害者の同意な

く中絶を行うことは母体保護法の違法性阻却事由を満たさないことになるため，加害者が妊娠を知り告発した場合には刑法堕胎罪を争って刑事裁判となる可能性もある。

　加害者の同意を強いることで被害者の生命に危険が及ぶ可能性がある場合は，母体保護法 14 条 2 項の規定「配偶者がその意思を表示することができないとき」に該当すると考えられ，2015 年にこの主張が認められた判例がある。しかし，DV を受けていたことを一医療機関で判断し証明することは困難であることから，配偶者暴力相談支援センターまたは警察への相談を促し，身体的暴力や生命の危機が迫るような DV を受けていることを関係機関と情報共有し，慎重に対応を協議する。

まとめ

　性暴力による妊娠は，医学的管理のみでは対応できない。社会的・法的な問題点も山積しており，ワンストップセンター等での支援実績から可視化された問題を抽出し，リプロダクティブ・ライツ（性と生殖に関する権利）の視点からの法改正および支援体制を強化することが望まれる。

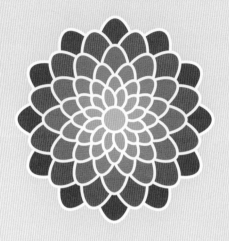

Ⅳ. 心のケア

1. 性暴力による心的外傷の理解と対応

医療法人髙木神経科医院
浜垣誠司（精神科医）

　本章は，特に外傷性精神障害の治療を専門としない一般精神科医の日常診療を念頭に，解説を行うものである。より専門的な治療技法については，成書を参照されたい。

心的外傷とは何か

　「心的外傷（トラウマ）」とは，極度のストレス体験の記憶が，強い陰性の情動と結合して刻印されている，心と身体の状態である。

　一般に，人間のさまざまな記憶は，それぞれ各種の情

動と結びついており，その記憶を想起した際には，紐付けられた情動も一緒に再生される。ここで一部の「外傷的」な記憶には，非常に強い恐怖感，悲哀感，無力感，罪責感，自己嫌悪，あるいは孤立感，恥辱感，他者への不信感，世界や人生への絶望感等が，分かちがたく結合してしまっており，その記憶が想起されるや否や，これらの激しい情動が自動反応的に心身を駆けめぐり，苦痛に圧倒されつつ制御不能の感覚に陥ってしまう。

　外傷記憶を持つ人は，このような事態を避けるために，それを想起させるような事柄を常になるべく遠ざけようとし，またこの記憶そのものにも心のなかで「蓋」をして，意識から切り離そうとする。ただ，どれほど想起を回避しようとしても，蓄積された情動の圧力のために，外傷記憶は必ずや蓋をこじ開けて意識に侵入してきてしまう。そしていったん再現された記憶は，それまで蓋をされていたために異常な新鮮さを保ちつつ，いつまでも生々しい反応を心身に引き起こすのである。

心的外傷と自己治癒力

　しかし，日常的な身体的外傷の多くが，特に専門的な治療を要せず自然に治っていくように，人間は心的外傷に対しても，自己治癒力を備えている。

　外傷記憶と陰性の情動群が前述のように結合した状態は，一種の「認知の歪み」も引き起こしているわけだが，後から落ち着いて振り返ることができれば，その「恐怖」の原因に対しても今後は現実的に対処可能だろうし，そ

うなると自分も全く「無力」なわけではない。また，自らに責任のないことに「罪責」を感じる必要もないはずであり，これらが徐々に腑に落ちていけば，認知の歪みも修正されていく。情動が強く激しい場合には，変化も容易ではないが，それでも月日の経過は，徐々にそれらを鎮める方向に働く。

とりわけ，周囲の信頼できる人々との繋がりは，本人に安心と力を与え，陰性の情動を軽減していくうえで，大きな助けとなる。自分一人ではなかなかみつからなかった出口が，他者からの支持や肯定によって開けてくることも多い。

一方，外傷記憶はしばしば夢に現れて苦痛をもたらすが，しかしこの「夢に見る」という作業も，記憶を処理し馴致していくうえで，重要な役割を果たす。最初は生々しく尖鋭だった記憶が，たとえ苦しくても何度か夢に見るうちに，だんだん古びて解毒されていくのである。

このようにして，知らず知らずのうちに認知の修正や記憶の処理が行われることにより，心的外傷に伴う苦痛が軽減し，自己治癒が進んでいくのである。

急性ストレス障害と心的外傷後ストレス障害

心的外傷が引き起こす病態は，一括して「外傷性精神障害」と呼ばれるが，DSM-5 によればその2本の柱は，「急性ストレス障害（Acute Stress Disorder：ASD）」と，「心的外傷後ストレス障害（Posttraumatic Stress Disorder：PTSD）」である。両者の症状はほぼ共通している

が，原因の出来事からの経過時間によって区別され，前者は出来事から1ヵ月以内に，後者は1ヵ月以上経過している場合に適用される。

　症状は同様であるのに2つを区別する理由は，心的外傷の多くは上述の自己治癒力によって1ヵ月以内に回復するのに対して，1ヵ月を越えるものは何らかの回復の障壁を抱えており，両者の間には質的な差違があるからである。つまり，外傷体験から1ヵ月以内のASDの多くは自然に治癒に向かうが，一部は何らかの要因によって自己治癒過程が暗礁に乗り上げ，PTSDへと移行し遷延するのである。

　自己治癒過程を阻害する要因としては，外傷記憶に結合した陰性の情動が激しすぎたり，解離を伴っていたりすると，自然な記憶の処理や認知の修正が行えなくなってしまうということがある。また，抑うつや人間不信があまりに強いと，現実生活において孤立し，回復のための周囲からの支援が届かなくなってしまう。このような場合に，ASDからPTSDへの移行が起こってしまうのである。

治療的対応

🎴 治療者のスタンス

　心的外傷にかかわる者は，しばしば自らの「立場性」^{ポジショナリティ}を問われる状況に遭遇する[1]。外傷を抱えた人は，その心理として周囲に対し警戒的にならざるをえず，それは医師を含めた支援者に対しても同様である。現実に「当

事者」と「支援者」の間に分水嶺があることは否めないし，また犯罪においては「被害者」と「加害者」という厳然たる対決軸が存在しており，被害者にとってこの世界は，二項対立の形で現れやすい。

このような状況下で，性暴力被害者の主治医になるということは，その人の「味方」であるという立場を，身をもって引き受けることにほかならない。「医師は中立的・客観的立場を守るべきだ」と言う人もあるが，しかし治療者として，患者の味方であるという明確な姿勢がなければ，治療そのものが成り立たないのだ。

世界医師会による「患者の権利に関するリスボン宣言」[2]には，「患者は，常に本人の最善の利益に沿って治療・処遇されねばならない」との文言があるが，性暴力被害者の主治医がひとえに患者の「最善の利益に沿って」治療し行動する責務を負うのは，普遍的な医の倫理から見ても，当然なのである。被害者たる患者の必要に応じて，意見書を作成したり法廷で証言したりすることは，一定の労力を要することではあるが，この意味で主治医の重要な仕事の一部である。

2 初期診療

一般に性暴力被害者にとって，精神科の受診は非常に大きなストレスである。それでも何とか来院に至った人を迎えるにあたっては，まずは最大限の受容的態度をもって，被害体験とその後の苦難を慰藉するとともに，頑張って受診してくれた労をねぎらうべきである。

被害の内容については，本人から聴取するストレスを軽減するため，（本人の同意のもとで）捜査機関や性暴力

88002-595 JCOPY

被害者のためのワンストップ支援センター（以下，ワンストップセンター）等から，あらかじめ情報を提供してもらうことが望ましい。

近年は，全国にワンストップセンターが整備されてきたことにもより，被害から1ヵ月以内の ASD の時期に，精神科を受診する人も増えている。この1ヵ月の期間には，被害者の半数あまりが回復していくと期待されるので[3]，当初は外傷体験の内容に無理に立ち入らず，自己治癒力を生かして「保存的」に，実生活上の問題に対処することを主眼とする。

問診では，主に睡眠，食生活，体調とりわけ自律神経症状や痛み等，日常生活にかかわる基本的事項について尋ね，対処する。過緊張症状に対しては，呼吸法等のリラクセーションを試みてもらう価値があるし，症状によっては後述のように薬物療法も考慮すべきである。

具体的な問題のなかで，本人の現実的安全は，まず何よりも優先すべき事柄であり，これがなければ回復自体が進まない。たとえば，もし今も仕事帰りに夜道を一人で歩かなければならない状況があれば，そのたびに恐怖を感じ続けるのは当然であり，住居や勤務時間を調整する等，他職種や他機関とも連携したケースワーク的な対処が必要となる。

心理教育的なアプローチとしては，まず本人が今回経験した出来事は通常ありえないような激しい心理的・身体的衝撃であり，これが「心的外傷（トラウマ）」になっているのだと位置づけることで，本人が現在の自分の状況を客観的に捉えられるよう援助する。本人が事件以来体験してい

る，恐怖，不安，フラッシュバック，回避，集中困難，抑うつ，睡眠障害，あるいは種々の身体的不調は，その心的外傷が引き起こしているものであり，誰でも同様の出来事に遭えば出現して当然だということ，またそれは必ず回復していく性質のものであることを，症状に名前を与えつつ説明する。

本人が述べる感情は，特に初期にはまるごと受容するのが望ましい。たとえば，「夜に自宅にいると恐怖を感じる」という訴えに対して，「自宅にいれば安全なのだから，怖がることはないですよ」等と言わず，本人の恐怖感は無理もないことと受容する。ただ，理不尽な罪責感の表出に対しては，たとえ初期のうちであっても，「あなたは何も悪くないと思います」と明確に伝える方がよい。

3 診断とカルテ記載

心的外傷の原因が性暴力であれば，DSM-5 におけるASD/PTSD の診断基準 A 項目は満たすことになるし，また精神科を受診するようなケースであれば，概ね B 項目以下の症状も基準を満たし，診断に困難はない例が大半であろう。

ただ，司法の場で PTSD の診断が問題になる場合，近年は診療録の開示を求められることも増えてきており，診察において DSM-5 の診断基準に該当する症状がきちんと確認され，診療録に記載されているかどうかは，証拠として重要な意味を持つ。

このため，DSM の診断基準にある各症状の有無を，明確に診療録に記しておくことが必要となるが，ただ心的外傷の苦痛がまだ非常に強い段階で，医師が一方的に症

88002-595 JCOPY

状について質問していくようなやり方は，患者に無用の
ストレスを与えてしまう。できれば相応の期間をかけ，
患者の自然な語りに沿って症状を聴取するなかで，診断
基準に該当する項目を拾い上げていくことが望ましい
が，一方でこのように患者の文脈に従う方法では，診断
基準の定める症状が網羅的に取り上げられるとは限らな
い。そこで，時に診察の合間に診療録を振り返り，それ
までに聴取の不十分な症状を確認し，以後の診察で気を
つけておくという手順も必要となろう。

IV.
心
の
ケ
ア

　筆者の場合は，初診時には体系的な症状の問診は行わ
ず，まずはその時点で重要な現実的課題への対処を中心
にし，もし可能ならばPTSDの評価尺度の1つである出
来事インパクト尺度改訂版（IES-R）[4]に記入をしておい
てもらう。そして2回目の診察時に，前回のIES-Rの結
果をもとに可能な範囲で具体的体験を聴取して記載し，
DSM-5の診断基準をカバーするようにしている。

4 薬物療法

　ASDやPTSDの病態の根幹的な部分は，薬物療法の
直接の標的となるものではなく，現在日本でPTSDに対
する効能が承認されているパロキセチンとセルトラリン
にしても，画期的な効果は期待できない。しかし症状に
よっては，対症療法的な投薬がそれなりに有益である場
合もあり，とりわけ睡眠障害，パニック発作，持続する
抑うつ症状，激しい感情的動揺等がみられ，生活の支障
をきたしている場合には，試みる価値がある。

　睡眠障害はほとんどの例にみられ，被害内容と関連し
た恐ろしい悪夢を伴う場合も多い。不眠が日常生活にも

影響している場合，一般的な睡眠導入剤も用いられるが，ただベンゾジアゼピン系の薬剤を服用して眠れずにいると，覚醒度の低下に伴って解離症状が誘発されたり，脱抑制により行動化を起こしやすくなることもあるため，注意を要する。トラゾドンやミルタザピン等の抗うつ薬や，時にはオランザピンやクエチアピン等の抗精神病薬には，そのような反応はなく熟睡感も得られるため，睡眠障害に対して試みる価値がある。

　再体験症状が，パニック発作の形をとって表れている場合には，セルトラリン，パロキセチン，エスシタロプラム等の SSRI によって抑制できることがあり，一度は使用してみるべきである。さほど重度ではない不安感の出没に対しては，ベンゾジアゼピン系薬剤の頓用も役立つ場合がある。

　抑うつが重篤で，とりわけ希死念慮も伴うような場合には，抗うつ薬の使用を考えるべきだが，SSRI や SNRI では賦活による不安定化も危惧されるため，鎮静作用も有するアミトリプチリン等の方が使いやすい。

　激しいフラッシュバックや感情的動揺を呈し，衝動的な行動化もありうる場合には，全般的な情動の安定化のために，オランザピン，クエチアピンやその他の抗精神病薬の使用を検討すべきである。不穏時の頓服として，リスペリドン内用液も用いられる。

　ASD でも PTSD でも，診療の初期のうちは精神科の薬の服用には抵抗感が強い人も多く，薬の効果や副作用の説明は丁寧に行う必要があるし，無理に服用を強いるべきでもない。ただ，たとえば睡眠障害や恐怖感のため

88002-595 JCOPY

にアルコールに頼ってしまっているような場合には，アルコールより身体的にも精神的にも安全で有効な方法として，薬に置き換えるよう勧めるべきである。

5 精神療法

PTSD に対する専門的な治療法としては，「眼球運動による脱感作と再処理法（Eye Movement Desensitization and Reprocessing：EMDR）」や「持続エクスポージャー法（Prolonged Exposure：PE）」等，すでに効果が認められ広く普及しているものもいくつかある。これらの治療を実施するには，定められたトレーニングを受ける必要があるが，トラウマ治療に取り組んでいく者であれば，それぞれ研修して施行する価値がある。ただ，EMDR であれ PE であれ，特異的治療によって回復が起こる機序の本質は，結局やはり本人の自己治癒力にあるのではないかと考える。

遷延する PTSD の人も，内に自己治癒力は秘めているのだが，外傷記憶の一片でも意識に上った瞬間，それと結びついた強烈な陰性の情動が自動反応的に猛威を振るい出すので，記憶の処理や認知の修正等の自己治癒過程が，そこで止まってしまうのである。EMDR の際に被治療者に眼球運動を課すことや，PE の想像エクスポージャーの際に強固な枠組みで保護することの意味は，上のような自動反応の暴走に外から制縛をかけ，その間に自己治癒過程を進めることにあるのだろうと，個人的には感じている。

裏を返せば，通常の支持的精神療法を通してでも，治療者との信頼関係と安全な枠組を確保しつつ，自動反

応に注意しながら十分な期間をかけ，自己治癒力の働き
を助けていくことができれば，心的外傷の回復は可能な
のである。少しずつであれば，一般の保険診療の枠内で
行うこともできる。

　そのような治療を行っていくための土台としては，患
者への「エンパワメント」が何より大切である。エンパ
ワメントとは，外部から力を与えることではなく，本人
が自分の持っている力に気づき，無力ではないことを実
感し，自信と自己統御感を取り戻していってもらう過程
である。そのためには，本人が被害体験以来それまで乗
り越えてきたこと，成し遂げてきたこと，その間に表れ
てきた肯定的変化に対して，治療者と患者がともに目を
向け，具体的にフィードバックし，評価をし続けていく
作業が肝要である。そして実は，このようにして患者を
支えていく営為こそが，本来の意味での「支持的精神療
法」でもある。

　こうして踏み固めた土台に立ち，さらに「あの時」と
「今」を十分に分けて捉えられるようになれば，通常の診
療でも徐々に外傷体験に触れていくことができる。たと
えば，最近の生活において苦しくなった状況を振り返
り，もしもそれが外傷記憶に関連しているならば，そこ
に焦点を当ててみる。その記憶やそれに伴う感情は，あ
らためて現在の光のもとではどう見えるか，エンパワメ
ントともに検討しつつ，記憶と感情の「上書き」を図る。

　このように外傷記憶を言語的に取り扱っていくなか
で，特に治療上重要な感情は，「罪責感」である。性暴力
被害者は，性に対する社会の否定的イメージや偏見の影

88002-595 JCOPY

響もあって，不当な自責感や恥辱感に囚われがちである
が，これがしばしば激しい自己嫌悪を引き起こし，また
理不尽な「反省」を延々と本人に強いて，心の痛みを永
続させる。日常的な診察のなかでも，罪責感が顔を覗か
せるたびごとに，「あなたは何も悪くない」という言葉を
心底から伝え続けることには，地道ながら治療的な意味
があると感じている。

　こうやって回復を目ざして進む途上，患者と治療者の
間の「治療同盟」は大きな力となるものであるが，しか
しその同盟が二者関係に閉じてしまわないように，気を
つけておく必要がある。本書の他の章で示されているよ
うなさまざまな方向への繋がりも，回復のためにはまた
必須のものであり，それらすべての人々との協働が，
Herman[5]の言う「再結合」の出発点ともなるのである。

📖 References

1) 宮地尚子：環状島＝トラウマの地政学. みすず書房，東京，2007.
2) WORLD MEDICAL ASSOCIATION：WMA DECLARATION OF LISBON ON THE RIGH TS OF THE PATIENT（https://www.wma.net/wp-content/uploads/2005/09/Declaration-of-Lisbon-2005.pdf）.
3) Rothbaum BO, Foa EB, Riggs DS, et al.：A prospective examination of post-traumatic stress disorder in rape victims. J Traumatic Stress 5（1）：455-475, 1992.
4) 一般社団法人日本トラウマティック・ストレス学会：【資料】PTSD 評価尺度（IES-R）（http://www.jstss.org/wp/wp-content/uploads/2014/07/IES-R 日本語版と説明書 2014.pdf）.
5) Herman JL（中井久夫，訳）：心的外傷と回復. みすず書房，東京，1999.

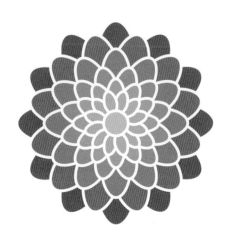

2. 回復への支援
フェミニストカウンセリング

ウィメンズカウンセリング京都
周藤由美子（フェミニストカウンセラー）

フェミニストカウンセリングとは

　筆者が所属しているウィメンズカウンセリング京都（WCK）は 1995 年に開設した民間のフェミニストカウンセリングルームである。フェミニストカウンセリング（FC）とは，ジェンダーの視点で女性の心理的な困難にアプローチするカウンセリングのことをさす。クライエントの抱える問題を，個人の問題ではなく，社会的な文脈で理解する「The personal is political（個人的なことは政治的なこと）。」という考え方が基本にある。たとえば，被害者がさまざまな困難を抱えているのは，性暴力とい

88002-595 JCOPY

うトラウマによるものであり，性暴力について無理解な社会の状況や法制度の問題も大きく，被害者個人の問題ではない，と考えるのである。また，カウンセラーが被害者を治療したり，助けてあげたりする，という上下関係ではない対等な関係性を志向する「シスターフッド」の姿勢も特徴である。そして，被害者自身に回復する力があると信じ，本来持っている力を発揮することができるように支援するという「エンパワメント」の視点がある[1]。

このような FC を実践する WCK では，開設当初から女性に対する暴力の被害者への支援を数多く行ってきた。2015 年 8 月からは京都性暴力被害者ワンストップ相談支援センター（京都 SARA）の運営を京都府から受託し，性暴力被害者に対して急性期から中長期にわたってさまざまな支援を実践してきている[2]。ここでは，このような FC の実践に基づき，性暴力被害者の回復に向けた支援について考えていきたい。

回復の第一段階—安全の確立

米国のフェミニスト精神科医である Herman は，性暴力等のトラウマからの回復の 3 段階として，「安全の確立」「想起と服喪追悼」「通常生活との再結合」を挙げている[3]。まず，安全な状態でなければ回復の作業に取り組むことはできない。そのため，被害者の安全を確保するための支援がまず必要になる。

被害直後に婦人科を受診して，診察，治療，緊急避妊薬の処方や性感染症の検査等を受け，身体面での安全を確保す

ることは非常に重要である。妊娠の不安による精神的な混乱や,実際の妊娠による経済的問題,生活面での困難を考えると,早期に受診できるような支援が求められている。

加害者からのつきまとい行為があったり,画像や動画を拡散すると脅される等,安全が脅かされている場合には,警察に相談する必要があるだろう。同居している父親等の家族・親族から被害を受けているときには,18歳未満の場合は児童相談所,18歳以上であれば婦人相談所や自立支援施設等に保護してもらう必要もある。

被害による急性ストレス障害（Acute Stress Disorder：ASD）,心的外傷後ストレス障害（Posttraumatic Stress Disorder：PTSD）の症状等で学校や職場に行けない場合には,精神科・心療内科等で診断書を出してもらい,休学や休職することが有効なこともあるだろう。経済的な問題がある場合には生活保護を含めて福祉制度を利用できるように適切な機関につなげることも必要かもしれない。

また,家族やパートナー,周囲の人たちに性暴力被害やトラウマ反応についての理解が乏しく,悪気はなくても被害者を傷つけたり責めたりする二次被害の問題もしばしばあるため,周囲の人たちに理解を促すことで,被害者の安全な環境を確保することも重要である。以上のように,適切な相談支援機関と連携して,被害者の安全確保のために支援することは回復に向けた第一歩になる。

88002-595　JCOPY

性暴力被害者のためのワンストップ支援センター

　早期の被害者の安全確保のために，性犯罪・性暴力被害者のためのワンストップ支援センター（以下，ワンストップセンター）につなぐことは選択肢の1つである。ワンストップセンターは2018年に各都道府県に1ヵ所の設置が実現したが，サービス内容は地域によってさまざまである。京都SARAは年中無休で10時〜22時までの12時間，電話相談，来所相談から，希望があれば，警察や医療機関，弁護士との法律相談等の同行支援もしている（連絡先は巻末参照）。

同行支援の意味

　被害者が医療機関や警察等になかなか相談できない理由の1つに，思い出したくない性暴力被害の詳細を，何度も話さなければならず，苦痛であるということがある。ワンストップセンター等から事前に関係機関に概略を伝え，支援員の同行もあれば，被害者は被害の話を一からする必要もなくなる。支援員が同行することによって，被害者が状況を理解し，自分で納得して対応を選択できるようにもなりやすい。また，関係機関で，「なぜ逃げなかったのか」「もっと抵抗できなかったのか」等の二次被害を被害者が受けることを防ぐために，性暴力被害について理解を促すこと（代弁・擁護＝アドヴォケイト活動）が必要な場合もある。支援員が，被害者に寄り添い，一緒に行動してくれることは大きな安心感や社会へ

の信頼を取り戻すことにつながるだろう。

　同行支援では支援員には，被害者と関係機関の間で，通訳のような役割が期待されている。被害者が，医療機関や警察，弁護士との法律相談等において，専門用語や手続き等でわからないことも多いのは当然といえる。場合によっては，必ずしも関係機関の担当者自身の問題ではなく，法律や制度面の限界で，被害者が思ったような対応をしてもらえないこともある。典型的なものとして，警察に訴えに行ったとしても，暴行・脅迫の客観的な証拠がないという理由で事件化されないことがある。その行為が被害者の望まない性的な行為であり，間違いなく性暴力であっても，刑事手続きにのせられないケースは少なくない。そういった場合に「警察が被害届を受理しないのは，あなたの言うことが信じてもらえなかったとか，被害者ではなかったということではなく，それはあくまで日本の法律の不備であり，被害者（あなた）のせいではない」等と伝えることには意味があるだろう。

アドヴォケイトの必要性

　関係機関に対して，特に，アドヴォケイトのニーズが高いものとして，「継続した性暴力被害」と，そのなかで被害者が加害者に対して迎合的なメール（LINE 等も含む）を送るいわゆる「迎合メール」のケースがある。性暴力被害が 1 回で終わらず，継続することはしばしばあるが，それだけ継続したのだったら合意のうえの交際・不倫関係だったのではなどと誤解されてしまうことも多

い。さらには，被害者が被害を告発した後に，加害者から被害者とのメールのやり取りの記録を示され，そのなかに，被害者から加害者に好意を示しているように読み取れたり，被害者のほうが積極的に誘っているような内容のものがあったりすると,「合意の証拠」であると判断されてしまうこともある。日本フェミニストカウンセリング学会ではこのような継続したセクハラや性暴力被害について事例を多数収集し，被害者心理を分析した結果をまとめた調査報告書を発行している[4]。

トラウマカウンセリングへの高いニーズ

ワンストップセンターには急性期はもちろん，中長期の相談も寄せられる。京都SARAにも，10年以上，20年以上も前の被害について，これまで誰にも相談できなかった，被害の影響で生活に支障が出ているので被害について整理したい等の相談がある。京都SARAではカウンセリングの公費負担制度があり，10回まで無料でWCKでトラウマカウンセリングを受けられる。

外傷ストーリーの再構築とは

WCKで行っているトラウマカウンセリングでは,「外傷ストーリーの再構築」を行う。これは，先述のHermanの回復の第2段階である「想起と服喪追悼」の具体的な作業である。被害者は，性暴力被害について，被害に遭ったのは自分のせいであるとか，自分がもっと違った

行動をとっていたら被害を防ぐことができたのではないかなどと自分を責めたり，罪悪感を抱いていることがよくある。また，自分は被害によって汚れてしまった，価値がなくなってしまった，自分には状況を変える力もなく無力でみじめな存在だなどと感じてしまっていることもある。

　このような被害者が抱えているネガティブなストーリーを一緒に語り直す作業を行っていく。性暴力は被害者に責任はなく，被害者はさまざまな対処行動をとることで，自らを守ってきているし，自分を責める必要はないということが十分認識され，性暴力という過酷な状況を生き延びてきたサバイバーであるというオルタナティブストーリーをカウンセラーとクライエントが一緒に作ることができれば，被害からの回復は容易になる。

　しかし，「あなたは悪くない」ということを通り一遍に伝えたとしても，クライエントにはなかなか受け入れられない。それは自責感や罪悪感が PTSD の症状の 1 つということもある。また，自分に何の責任もないのだとすれば，被害を防ぐ方法がなくなると考えてしまうこともある（たとえば，スカートをはいていたから被害に遭ったと考えると，ズボンをはくことで被害に遭わないで済むと安心できる）。今後の被害を防ぎ自分を守るための方法を考えることには意味はあるが，それでも性暴力は被害者に責任はないのだということを丁寧に話し合う必要がある。

　ただ，親しい関係のなかでの被害においては，被害者が加害者に対して信頼関係や好意を抱いていた場合もあり，一概に加害者・被害者という関係でとらえることが被害者にとっては腑に落ちない場合もあるだろう。被害

88002-595 JCOPY

者が加害者に好意を持っていたという事実も含めて被害者は悪くないというストーリーを一緒に作る必要がある。

苦痛な記憶を語る意味

　被害の後遺症で加害者と同じ年代の男性一般が怖い，それが原因で就職ができない等により生活に支障が出ている場合がある。その状況を改善するためにカウンセリングを勧めても拒否されることも多い。性暴力の体験を思い出して話すことが苦痛であるからだろう。しかし，カウンセリングルームという安全な場で，被害の詳細を話すうちに，被害の状況が自分でも明確になり，同年代の男性一般と加害者は違うことが認識されるようになると，同年代の男性一般に対する回避症状が軽減されるのである。

　フラッシュバックを起こして被害のことを思い出したときに，それが「自分が悪かった」「自分には価値がない」という感覚と結びついていれば，思い出すたびに辛く，現在の自分に対しても否定的な感情が継続してしまうだろう。しかし，被害について話し合うことで，性暴力は自分に責任はなく，性暴力という過酷な状況を生き延びてきた力が自分にあるのだと感じることができれば，被害を思い出したときの感覚が変わるはずである。そして，被害は過去のことであって現在は安全で大丈夫なのだと思えるようになれば，回復につながっていく。

　苦痛な記憶を語ることで症状の改善につながっていくイメージができれば，カウンセリングを受ける動機づけになるのではないだろうか。

妊娠中絶に対する罪悪感

京都SARAのカウンセリングから，妊娠中絶に対する罪悪感を取り扱うことについて考えるようになった。筆者はそれまで，性暴力被害による妊娠であれば，加害者が父親であるし，人工妊娠中絶手術を選択することが当然であるという感覚があった。しかし，「授かったのは自分の子どもであって父親は関係ない」「せっかく宿った命を殺すことはできない」と考える被害者も多いということがわかった。人工妊娠中絶手術への抵抗感や命を奪ったことへの罪悪感等について，丁寧に話し合う必要を痛感している。

外傷の再演について

性暴力被害者が，被害後に複数の相手と性的な関係を持ったり，性風俗で働いたりすることで，もともと「そういう人だったのでは」と誤解されてしまう場合がある。それは「外傷の再演」と呼ばれる被害の後遺症であり，被害者にはよくあることだと説明すると，ホッとする方もいる。そのような行動の理由としては，被害によって自分は性的な価値しかないと感じてしまうことが挙げられる。また，理不尽なことを受けたことに対する怒りや今度こそうまくやってやろうという復讐心もあるだろう。自己評価が下がっているなかで，そのときだけは自分は必要とされ大切にされ，生きていてもよいのだと思える。あえて危険な状況に身をおくのは一種の自傷行為

88002-595 JCOPY

でもあるなど，さまざまに説明できる。また，長期の虐待のサバイバーは，苦痛で嫌なことであっても慣れ親しんだ状況のほうが安心でき，安全で穏やかな状況のほうが居心地が悪く怖かったりする。そのため，暴力的な状況からなかなか離れることが難しいこともある。このように，その人が「どうしようもない人」ではなく，それはトラウマの影響であると，被害者自身や周囲に認識できるようになることは，回復のために非常に有効といえる。

自助グループの力

そして，Hermanの回復の第3段階である「通常生活との再結合」に有効なのは自助グループである。カウンセラーから，何度も「あなたは悪くない」と言われてもそう思えない被害者も多い。しかし，同じ被害者同士であれば，自分ではそう思えなくても，ほかの被害者に対しては「あなたは悪くない」と心の底から思える。さらには，個人的な問題だと思っていたが，実は被害者に共通した問題であったと気づくこともある。そして，自分は1人ではないという感覚が培われ，社会との再結合に向けた大きな力になるのである。

回復のために社会の意識を変えていくこと

特に回復が難しいのは，周囲の理解が乏しく，二次被害的な環境にいる場合である。カウンセリングのなかで，いくら「あなたは悪くない」と話し合ったとしても，

現実に家族や周囲の人からの無理解や非難に日常的にさらされていると、自己肯定感を保つのは難しい。特に家族・親族に被害を打ち明けたとき、周囲が加害者の味方になってしまい、被害者が十分に守られていると感じられないと、回復は著しく困難になるだろう。

そのような意味で、性暴力被害者に対する社会的な理解の程度が被害者の回復に大きな影響を与えると思われる。2017年に世界的に広がった＃Me Too運動や2019年3月に相次いで出された性犯罪の無罪判決をきっかけに全国に広がったフラワーデモ等で、性暴力被害当事者が声をあげる動きが広がり、それに対する社会的な反応も以前とはずいぶん好意的なものに変化したと思われる。この動きが加速すれば、性暴力被害者の回復を容易にさせていくことは間違いないだろう。

📖 *References*

1) 井上摩耶子，編：フェミニストカウンセリングの実践. 世界思想社，京都，pp.2-19，2010.
2) 周藤由美子：性暴力というトラウマを抱えた女性を連携して支援するための方法と課題：京都SARAの活動の経験から. フェミニストカウンセリング研究，16：4-12，2019.
3) Herman JL（中井久夫，訳）：心的外傷と回復. みすず書房，東京，p.241，1996.
4) NPO法人日本フェミニストカウンセリング学会 性犯罪の被害者心理への理解を広げるための全国調査グループ：なぜ『逃げられないのか』：継続した性暴力の被害者心理と対処行動の実態. 2019.

88002-595 JCOPY

V. 子どもの被害への
対応

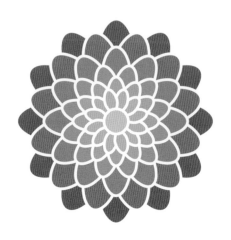

1. 子どもの面接，代表者聴取

立命館大学総合心理学部
仲真紀子（心理学者）

司法面接の目的と意義

1 事実の調査

　医療場面は，学校や幼稚園・保育所等とともに子どもへの虐待が発見されやすい場所である。受診に訪れた，あるいは運び込まれた子どもに虐待や犯罪被害の疑いが認められる場合，何が起きたかを正確に聴取し，記録しておくことが重要である。

　しかし，子どもから話を聞くのは容易ではない。年齢にもよるが，子どもは認知能力や言語能力の発達途上にあり，誘導や暗示の影響を受けやすい。急ぐあまりに「パ

パにやられたの?」「痛かった?　痛かったよね」等と聞いてしまえば,誘導になる。子どもが黙しているからと繰り返し話を聞こうとすれば,精神的な二次被害が生じるおそれもある。子どもから話を聞くのを諦めて親の説明だけに頼れば,これもまた正確な情報は得られないかもしれない。

何が起きたかという事実確認は,適切な治療や対応を行うためにも,子どもの安全を確保し将来の被害を防ぐためにも不可欠である。ここではまず,子どもの一般的な供述特性について説明し,そのうえで緊急の場面における最小限の事実確認と,多機関連携で行う「司法面接」について述べる。最小限の事実確認にも触れるのは,「司法面接」に至るまでに子どもの記憶が変容したり汚染されたりすることを防ぐためである。

② エピソード記憶の発達

言葉で伝えることのできる記憶は,一般に,①エピソード記憶(「お父さんが叩いた」等の特定の出来事の記憶)と,②意味記憶(「お父さんはよく叩く」等の一般化できる知識)に分類される。事件や事故の調査は,特定の時間・場所で何があったか(あるいは特定の人が特定の人に対し何をしたのか)を問題にするが,これはエピソード記憶である。

エピソード記憶は,概ね3,4歳頃から,断片的にではあるが確認できるようになる(これに対し,意味記憶は言葉の獲得とともに1,2歳頃から確認できるようになる)。「遠足に行ったって聞いたけど,そのことを話して」等と言うと,「バスにのってね,いった。ゾウがいた。ラ

イオンもいた。帰ろうってなって帰ってきた」等と「活動」が中心に語られることが多い。「誰が行ったの？」と尋ねると「みんな」（あるいは「年中さんと年長さん」等），「どこに行った？」と尋ねると「動物園」等と場所を答えることもある。しかし，得られる情報は限定的であり，たとえば「いつ？」と尋ねても（先週のことであったとしても）「わかんない」という回答となることもある。

エピソード記憶は1回限りの出来事を，見えたもの，聞こえたもの，匂い，体性感覚等とともにまるごと保持しておかねばならない，いわば高度な能力を要する記憶である。自分が見た，自分が触れたといった「自己の感覚」や，これは私の体験，これは人から聞いた等の「情報源の理解」ともかかわっている。こういった能力が発達途上にある子どもの場合，他者の質問に含まれる外部の情報（「キリンも見た？　見たよね」における「キリンも見る」）が自己の体験と入り混じってしまうことがある。そして，実際にはキリンを見ていないにもかかわらず，「見た」というような記憶の汚染が生じやすい。そのため，聴取においては，具体的な内容を含む質問を避け，本人に自発的に語ってもらうこと（自由報告）が必要である。

加えて，未成年の子どもにおいては，自分の心の活動をモニターしたりコントロールしたりする能力（メタ認知能力）も未熟である。そのため，自らを振り返る推論（「なぜ，私は知らない人についていってしまったのか」や「そのとき，私はどのような気持ちであったか」等）について語ることや，測定や計算を要する情報，たとえ

88002-595 JCOPY

ば「何回」「何人」「どのくらいの強さ」「どのくらいの距
離」等の報告は困難である。特に日付や時間は人工的に
定められた周期性を持つ単位であり、概念の獲得自体も
難しい。エピソード記憶が十分に発達するには青年期ま
での期間を要する[1,2]。

❀3 初期の事実確認

　こういった問題に配慮するならば、初期の調査は以下
のように最小限の情報の確認に留めるのがよい。

●出来事：最初の質問は「何かあった？」である。怪我
　等があれば、「何かがあった」ことを前提とし、「何が
　あった？」と尋ねてもよい。

●主語：子どもが「パンツぬがした/された」等と訴えた
　ならば、「誰が、パンツぬがした？」と尋ね、主語を得
　る（「お兄ちゃん」等）。訴えが「バンッとした」等で
　あれば「誰が（バンッとした）？」と主語を抑え、こ
　れで一段落だと心得る。

　　「バンッと<u>なった</u>」と主語の存在が曖昧なまま報告が
　なされることもある。その場合は「誰が、バンッとなっ
　た？」と尋ね、「私が（バンッという状態になった）」
　というような回答が得られたならば、「どんなふうに
　バンッとなった？」と慎重に尋ねてもよいかもしれな
　い。「ママがこんなふうにしてきて（手で押すまね）」
　等の回答があれば、そこで留める。また、「わからな
　い」という答えであっても、それ以上は聞かない。

　　緊急対応や治療のためにさらなる情報が必要であれ
　ば、要請に応じて最少限の情報を得る。

●その後：「それから？」と尋ね、その後どうしたか、何

があったかを話してもらう。「わからない」という答え
であればそれ以上は聞かない。

● 場所:「どこで？」と尋ね，「わからない」という答え
であればそれ以上は聞かない。

● 時間:「いつ？」は難問である。やむを得ず尋ねるので
あれば最後がよい。「わからない」という回答であれば
そこで留める。曖昧であったり（「こないだ」等），矛
盾があっても（昨日のはずはないのに「昨日」等）そ
のまま記録する。

いずれの報告も，①矛盾や齟齬，曖昧さを追求しない。
つまり，根掘り葉掘り聞かない。むしろ，②面接者は子
どもに対し「話してくれてどうもありがとう」と言い，
③正確に記録することが重要である。記録には，報告を
受けた日時，場所，子どもと面接者の氏名，やりとり（子
どもが何と言い，面接者は何と言ったかを問答形式で正
確に），子どもの行動や様子，自分の思い，気づき等を残
す。そして，④市町村の窓口や児童相談所，警察に通告
または情報提供を行う。録音録画ができれば，それに越
したことはない。

子どもが「秘密にしてね」「だいじょうぶだから」と
言っても，面接者は「大事なことだから一緒に考えよう。
私たちの仕事は子どもが安心して暮らせるようにするこ
とだよ」等と告げ，見逃すことのないようにする。見守
りに徹する，一人で抱え込むといったことはせず，より
詳細な聴取のために司法面接につなぐ。虐待防止法は守
秘義務の縛りはないこと，通告者は明かされないことを
明示している[3]。

88002-595 JCOPY

司法面接と多機関連携

1 司法面接

　ここでは司法面接の位置づけと目的，手続きについて述べる。

　英国では，司法面接は司法手続きにおける供述弱者（未成年者，知的/精神/身体障害者，重篤な性的被害に遭った疑いのある人等）への特別措置として位置づけられている。法廷に至るまでに繰り返し面接が行われ，そのために精神的な二次被害を受けたり，供述の信用性が低下したりすることのないように，初期の供述を負担なく正確に聴取し，その録音録画を主尋問の代わりに用いる（ただし，被告人の権利を守るため，反対尋問は受けなければならない）[4,5]。

　日本ではこのような法的制度はないが，後述するように，厚生労働省，警察庁，最高検察庁の通知により多機関での司法面接の実施が推奨されている（司法面接は，児童相談所では（法的）被害確認面接，警察では被害児童からの客観的聴取技法，検察庁では単に司法面接と呼ばれることが多い）。数は少ないものの裁判の証拠として用いられた例もある。

　司法面接は一般に2つの部屋，すなわち面接室とモニター室を用いて行う。面接室では面接者が子どもと一対一で面接を行い，これをモニター室でバックスタッフ（多機関チームの面接者以外のメンバー）が視聴し支援する。正確な情報を得るために自由報告が重視され，また自由報告が最大限得られるように面接は構造化されてい

る。おおまかな構造は以下の通りである[1,6]。

(1) 挨拶や面接の説明：面接者は自己紹介し，面接の目的，録音録画，手続き等を説明する。

(2) グラウンドルール（面接の約束事）：「今日はほんとうにあったことを話してください」「質問の意味がわからなければわからないと言ってください」「答えを知らなければ知らないと言ってください」「私（面接者）が間違ったら間違っていると教えてください」「どんなことでも全部話してください」等の約束事を告げ，練習も行う。

(3) ラポール形成：ラポールとは話しやすい関係性のことである。「何をするのが好きですか」等と尋ね，話しやすいことを自由報告で話してもらう。

(4) 出来事を思い出して話す練習：「今日，朝起きてからここに来るまでにあったことを，最初から最後まで全部話してください」等のオープン質問を用い，自由報告で話してもらう。

(5) 本題：「今日は何を話しに来ましたか」等のオープン質問で本題に入り，出来事について最大限の自由報告を得る。時間軸に沿った情報が概ね得られたならば，面接者はブレイク（休憩）をとり，モニター室でバックスタッフと補足質問につき検討する。その後，面接者は面接室に戻り，必要に応じて質問を行い不足している情報を得る。

(6) クロージング（終結）：被面接者に感謝し（「話してくれてどうもありがとう」），「ほかに話しておきたいことはありますか」「質問はありますか」等と確認

88002-595 JCOPY

して面接を終える。

　よく用いられるオープン質問は以下の4種類である。これらの質問はWH質問や選択式の質問に比べ，より正確な情報をより多く引き出すことが知られている[1,6]。

- 誘いかけ質問：「何がありましたか」「何があったか，最初から最後まで，どんなことでも全部話してください」
- 時間分割質問：（子どもが，Aがあった，Bがあったと話していたならば）「Aの前にあったことを話してください」「AとBの間にあったことを話してください」「Bの後にあったことを話してください」
- 手がかり質問：「（さっき言った）Aのことを，もっと詳しく話してください」
- それから質問：「そして（何がありましたか）」「それから（どうしましたか）」等，後続の情報を得る。

　司法面接の具体的な手続きについては筆者らのプロジェクト「多専門連携による司法面接の実施を促進する研修プログラムの開発と実装」のウェブサイト（https://forensic-interviews.jp）を参照されたい。

代表者聴取と医療との連携

　2015年に厚生労働省，警察庁，最高検察庁が，児童の精神的負担を軽減し供述の信用性を確保するために，協同で司法面接を行うことを推奨する通知を出した[7,8,9]。これを協同面接，または代表者聴取という（厚生労働省では協同面接，警察，検察では代表者聴取と呼ぶことが多い）。2018年には連携の強化と情報共有を促す通知が出され[10,11,12]，2019年にも面接で得られた情報の共有を

V.
子どもの被害への対応

JCOPY 88002-595

179

進めるべく通知が出された[13]。協同面接に関する実態調査[14]によれば、その実施件数は年々増加しており、約7割の児童相談所では10日以内に、また、1回か2回で面接が終えられている。そしていずれの機関も、協同面接が子どもの負担軽減や供述の信頼性向上につながると回答している。

　こういった連携に対する医療や心理臨床の参加はますます重要なものとなっていくであろう。医療が携わるメリットとしては、以下のようなことが挙げられる。第一に、司法面接にあわせて「系統的全身診察」（頭の先から足の先まで傷害やその痕跡がないかを検査すること）を行うことで、子どもの供述を裏付ける、あるいは背反する情報や、新たな疑いの端緒を得ることができる。第二に、傷害や妊娠の可能性、感染症等がみつかったならば早期に対応できる。

　Taylorらは、警察、福祉機関、児童権利擁護センターから照会を受けた性的虐待を受けた疑いがある子ども574人（平均7.82歳）への医学検査の結果を報告している。およそ1/4の子どもに性器や直腸の出血、痛みがあり、7.5％に性感染症が認められた[15]。実際、先進国のワンストップ支援センターには医務室が標準的に備えられており、病院の一部にワンストップ支援センターが設置されているところも多い。米国のある機関の専門家は、「『後で医療検査を受けて』と言うと、子どもは結局検査を受けずじまいになってしまう」と述べた。

　日本でも、運び込まれた子どもに系統的全身診察を行った後、引き続き司法面接を実施したり、怪我の回復

88002-595 JCOPY

を待って，あるいは家に戻すと危険である等の理由から敢えて入院させた状態で聴取を行う等，医療現場で司法面接を行うことがある（検察庁や警察から可動式の録音録画機材を持ち込むこともある）。一方で，医療関係者は子どもの状態や家族との関係性を重視するために，司法手続きに対し常に積極的とはいえないこともある。しかし，子どもの安全を長期的に確保し，子ども中心の支援を行うには包括的な多機関・多専門職の連携が必須である。機関ごとの目的や方法を理解し，それぞれが一歩踏み出し，かつ場合によっては譲歩しながら，未来に続く時間軸の上で何ができるかを考えることが重要であろう。

　こういった連携を実現するには，日頃から連絡会議や要保護児童対策協議会等を通して関係性を築き，事前・事後協議を積み重ねる必要がある。日本でも，ワンストップ支援センターが全国都道府県に設置されたが，そこに司法面接ができる場所を設置することも有用であろう。

　ある事案では，医療関係者から司法，福祉に連携の依頼が出され，病院内で司法面接が実施された。司法関係者が聴取し，福祉，医療，心理臨床の専門家がバックスタッフとなり，子どもの状態を確認しながら早い時期での調査が行われた。こういった実践が蓄積されることで連携に対する意識は高まり，子どもへの対応はますます手厚いものとなると期待される。

📖 References

1) 仲真紀子, 編：子どもへの司法面接―考え方・進め方とトレーニング. 有斐閣, 東京, 2016.
2) 仲真紀子：少年の認知特性と司法面接―法と心理学の観点から. 山口直也, 編：脳科学と少年司法. 現代人文社, 東京, pp.32-49, 2019.
3) 児童虐待の防止等に関する法律（平成十二年法律第八十二号）.
4) 英国内務省・英国保健省, 編（仲真紀子, 田中周子, 訳）：子どもの司法面接―ビデオ録画面接ガイドライン. 誠信書房, 東京, 2007.
5) Ministry of Justice, U. K.：Achieving Best Evidence in Criminal Proceedings：Guidance on interviewing victims and witnesses, and guidance on using special measures. London, 2011.
6) Lamb ME, Hershkowitz I, Orbach Y, et al.：Tell me what happened：Structured investigative interviews of child victims and witnesses. Wiley & Sons, Chichester, 2008.
7) 厚生労働省：子どもの心理的負担等に配慮した面接の取組に向けた警察・検察との更なる連携強化について. 平成27年10月28日.
8) 警察庁：児童を被害者等とする事案への対応における検察及び児童相談所との更なる連携強化について. 平成27年10月28日.
9) 最高検察庁：警察及び児童相談所との更なる連携強化について. 平成27年10月28日.
10) 厚生労働省：児童虐待事案に係る子どもの心理的負担等に配慮した面接の取組に向けた警察・検察との更なる連携強化の推進について. 平成30年7月24日.
11) 警察庁：児童虐待事案に係る代表者聴取における検察及び児童相談所との更なる連携強化の推進について. 平成30年7月24日.
12) 最高検察庁：警察及び児童相談所との情報共有の強化について（通知）. 平成30年7月24日.
13) 厚生労働省：子ども虐待による死亡事例等の検証結果等について：社会保障審議会児童部会児童虐待等要保護事例の検証に関する専門委員会　第15次報告. 令和元年8月（https://www.mhlw.go.jp/content/11900000/000533868.pdf）.
14) 株式会社キャンサースキャン：平成30年度子ども・子育て支援推進調査研究事業　児童相談所, 警察, 検察による協同面接等の実態調査による効果検証に関する調査研究事業報告書. 平成31年3月.
15) Taylor MA, Higginbotham JC：Child sexual abuse exam results in West Alabama, Journal of Child Sexual Abuse, DOI：10.1080/10538712.2019.1630881, 2019.

88002-595　JCOPY

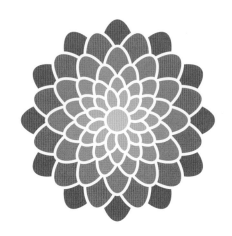

2. 子どもへの性暴力の医学的評価

前橋赤十字病院
溝口史剛（小児科医）

　児童虐待防止法では，虐待は「保護者がその監護する児童について行う行為」と定められている。厚生労働省は子ども虐待対応の手引きにおいて，「親権者や未成年後見人でなくても，子どもを現に監督・保護している場合には保護者に該当する」との解釈を提示してはいるものの，いずれにしろ「性的虐待」という用語は，加害者の対象を狭めてしまう用語である。本章では，養育関係にない母親のボーイフレンドや，見知らぬ人物からの加害も含めた，より包括的な用語として「性虐待」という用語を用いている。また，性的の「的」という一文字がつくことにより，子どもの被害の深刻性を矮小化してし

まう，という意見もあることも申し添えたい。

　小児科学の分野ではもはや使い古された感のある「子どもは大人のミニチュアではない」という言葉は，性虐待評価の分野にも当然あてはまる。それどころか，乳児は幼児の，幼児は学童の，学童は思春期児のミニチュアでもない。発達過程にある子どもの身体的・心理的・言語学的な発達の側面を十分に理解せず，かつ成人における性暴力被害とは全く異なる，家庭内で反復される性虐待の力動につき無理解なまま進む診察は，子どもにとり有用となるどころか，「力のある大人にいいようにしてやられる」という，トラウマの再演にほかならない。それどころか，子どもに新たなトラウマを植え付け，その後に子どもの「他者を信用しSOSを出す力」までをも奪ってしまいうる。

　それゆえに諸外国では，緊急診察の適応のある場合を除き，上記の事項につき深くトレーニングを積んだ医師が，子どもに最大限配慮を行うことのできる場所（子どもの権利擁護センター）で診察を行うことがシステム化しており，所見の評価も「勘所」や「エキスパートオピニオン」ではなく，エビデンスに基づくガイドライン[1,2]に依拠して行われている。子ども虐待分野で，とりわけ「乳幼児揺さぶられ症候群」に対し，昨今の刑事弁護人の強い aggression が向けられているが，いずれ諸外国同様に性虐待の医学的評価についてもエビデンスに基づいた評価へ向いていくと思われ，そのような状況にも耐えうる形で性虐待被害児の診察と評価を行う体制を整えることは喫緊の課題である。本稿では紙幅の都合上，論点を

88002-595

絞らざるを得ないが，性虐待被害児の診察上の配慮事項
や評価につき，実際の診察の流れに沿って言及する。

被虐待児の診察適応

　医学的診察は，診断と治療のために「はい/いいえ」で
の回答を求める直接的質問を行わざるを得ない。情報の
汚濁を防ぐためにも，緊急診察の適応のある場合を除
き，診察は原則として司法面接（協同面接）に先んじて
行うべきではない。

緊急診察の適応

● 外性器肛門部領域に出血・損傷・痛みがある場合
● 最終被害より 72 時間以内と推定される場合
● 身体的虐待被害を併発している場合
● 自殺企図等の緊急性のある心理的/行動的問題を併発
　している場合

　現在，司法面接の実施までに要する日数は，1 日
（3.0％），2〜3 日（3.5％）に過ぎず，ほとんどが 5 日以
上を要しており[3]，面接までにかかる日数の短縮は極め
て重要な課題である。なお，成人の場合，最大 120 時間，
腟内の精子の存在が確認しうるとされているものの，と
りわけ前思春期児の場合には，被害後 24 時間以上経て入
浴してしまった事例において精子の存在が身体から確認
された事例は報告例がない。一方で，最近の大規模研究
では急性期に診断を受けた女児において有意な身体的所
見を認める割合は 21.4％ と報告されている[4]。非専門的

医療者による緊急診察の適応とするか否かは，児の初期供述内容をもとに慎重に評価を行う必要がある。

小児診察時のラポール形成 *

　小児は，これから行われる診療がどのようなものであるのか予測が立たず，またその診察が自身にとってどのような意味を持つのか推察することができない。とりわけ前思春期児であれば「必要だから嫌なことでも我慢しよう。嫌なことといっても，おそらくこの程度のものであろう」という予測は立たず，全力で診察を拒否をする場合も少なくない。一方で思春期児の場合，自身に知らないことがあることを認めたがらず，かつ被害を受けたことの落ち度が一定程度自身にあると思わされていることも多く，嫌だと思っても No と口にしがたい状況下にある。小児の被害児対応の際には，まず診察以前に，個別状況に応じ丁寧にコミュニケーションをとり，子どもの不安を取り除く努力と，心理教育的なかかわりが求められる。警察が従前行っていた「産婦人科の女医さんに」という配慮は外形面のみの配慮に過ぎず，子どもに安全安心感を与える対応（技術）こそが，ジェンダーマッチングよりもはるかに優先される事項であることを，改めて明記しておきたい[5]。なお，施設によっては外性器肛

＊ここでのラポール形成とは，カウンセリングの場合のような「信頼関係」ではなく，「この場で，この医療者による診察を受けてもよい」というものである。子どもにおけるラポール形成の目安は，「聞いた質問に数単語で答える状態」から「子どもが自発的に発語を行うようになった状態」である。このような状態が確認されるまでは，「本題」に入るべきではない。

88002-595

門部以外の診察を小児科医が, 外性器肛門部の診察を産婦人科医が行う, というような分業で対応が行われているが, そのような場合も一旦形成されたラポールを分断することがないよう, 小児科医と産婦人科医が子どもとの出会いの場面から同席し協働して診察にあたらなくてはならない。

診察の実際

　婦人科的診察の意味が十分に理解できる年齢・発達段階の事例を除き, 外性器肛門部の診察は, 全身診察の一環として行う必要がある。全身診察とは文字通り診察を head to toe で, 全身各所をパーツごとに診察することをさす。性虐待被害児においては, 6人に1人が身体的虐待を併発しているとされている。診察時に身体パーツごとに丁寧な問診と診察を行うことで, たとえ診察時に身体的所見がなくとも, 子どもの記憶の扉をノックすることとなり, これまでの身体的被害を語る機会を与えることになる。頻度は低いものの, bite mark (咬傷) や, nail mark (指端爪傷) が確認され, 加害者特定に有用となることもある。また全身診察の導入は, 上気道炎罹患時等で馴染みのある方法であり, その延長線上として外性器肛門部診察を行うことで, 診察時に羞恥心や不安を感じにくくする「系統的脱感作」の効果を有する。さらに, すべての身体パーツを丁寧に診察することは,「あなたの体すべてが大切」という心理教育ともなる。なお, 男児であれ女児であれ, 全身診察時に身長・体重測定記

録と，Tanner 分類評価を正確に記載する必要があることはいうまでもない。

❶ 前思春期児の診察

診察時の体位と診察手技については，図1を参照されたい。婦人科診察台は，馴染みのない小児にとっては恐怖心を抱かせやすく，婦人科的診察の意味が理解でき，かつ婦人科診察台での診察を希望する場合を除き，前思春期児の診察は通常のフラットベッドで行う。そうすることで全身診察の流れを分断せずに行うことができるとともに，処女膜辺縁に何らかの所見が確認された場合に，診察体位を変えての確認診察を速やかに行うことが可能となる（複数体位・複数手技での診察は過剰診断を防ぐとともに，有意所見の存在を確実なものとして記録することとなる）。

なお，子どもが幼く分離不安が強い場合には，母親やそのほかの診察介助者の膝の上で抱えるようにして診察を行うが，それでも不安が強い場合には，トリクロリールシロップ等で寝かせた状態での診察を考慮する必要がある（繰り返しになるが，強制的な診察は被害の再演にほかならない）。

❷ 小児診察時の内診・腟鏡使用の適応について

国内の判例では，「処女膜伸展時に痛みを訴えない腟口の開大」が挿入を裏付ける所見として法廷で意見採用されている。ただし，諸外国では verginity（処女性）が重視され，性的にアクティブな思春期女児を除き，「処女膜辺縁の性状を確認するために小径スワブを腟口に挿入すること」は許容されても，原則として意識下での内診

88002-595 JCOPY

A：診察時の体位

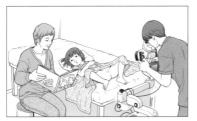

仰臥位蛙形姿位

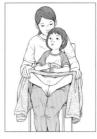

母親の膝の上での仰臥位
蛙形姿位（幼少児の場合）

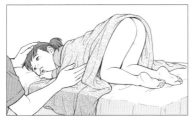

仰臥位胸膝位

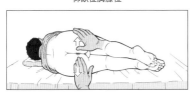

肛門診察時の，膝抱え左側臥位

B：診察時の手技

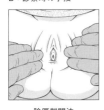

陰唇離開法
（labial separation）

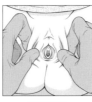

陰唇牽引法
（labial traction）

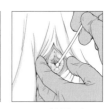

スワブを用いた
処女膜辺縁確認法

図1　診察時の各種体位と診察手技

や腟鏡の使用は禁忌であり，使用する場合には鎮静下で行うものとされている。また腟口の開大は診察時の体位・診察手技・子どもの緊張状態・子どもの年齢・診察者の技術による影響を大きく受け，確かに挿入を伴う性虐待被害児においてより有意に確認されるものの，その所見のみで挿入被害の確定的所見とはし難いと諸外国では評価されており，司法面接での供述を含め総合的な判断が求められるものである。

医学的所見の記録

　医学的所見を記載する際には解剖学的用語を正確に用い，所見の位置に関しては時計の文字盤方向で記載を行う（図2）。法廷における証拠採用を前提とするのであれば，文字による記載やスケッチだけではなく，高精細な画像撮影を行う必要がある。そのような撮影を行ううえで，カメラを接続したコルポスコープによる撮影がゴールドスタンダードな方法であるが，近年のビデオカメラ機器は極めて高機能であり，動画からキャプチャーした静止画でも十分な画素数は得られるため，診察の全過程を動画撮影することも考慮される。なお，筆者は可搬性とマクロフォーカス機能に優れる歯科用口腔内カメラを，最近では頻用している。

　また，診察過程のすべてを動画撮影することは，診察の適切性の証明になるだけではなく，診察者の観察を正確に再現することとなり，専門的医療者によるセカンドオピニオンの質を高めることが証明されている[6]。動画

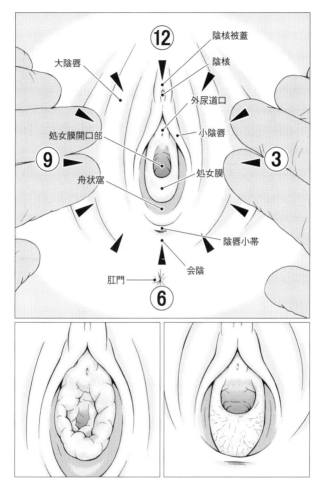

図2 女児の外性器の解剖学, ならびに前思春期女児・思春期女児の処女膜外観

下段左は（思春期女児の正常処女膜外観）：エストロゲンの影響により処女膜が余剰性に富み "モコモコ" した花弁状の状態にある。処女膜辺縁を正確に評価するためには, スワブ等を用いて辺縁をやさしく持ち上げながら確認する必要がある。下段右（前思春期女児の正常処女膜外観）：処女膜は透見性のある, 血管に富む膜として確認される。エストロゲンの影響下にない前思春期女児の処女膜は触覚刺激に敏感であり, また複数の体位で診察することで視診のみで全周を正確に評価可能であり, 原則として内診や腟鏡の挿入を行う適応はない。

撮影を行うことにより，不要な再診察を行う必要性も低減し，無用な法廷での争いを避けることにもつながる。

医学的所見の評価（身体的所見）

世界で最も頻用されている Adams らの性虐待被害児の医学的所見の評価ガイドライン[1]においては，身体的所見を A：正常変異所見，B：外傷以外の医学的状態により引き起こされうる所見，C：性虐待被害による所見と誤認されやすいその他の医学的状態による所見，D：所見の意義につき，専門家間で強固なコンセンサス形成にまでは至っていない所見，E：外傷により生じたと判断される所見，に分けて記載されている。

A の処女膜の正常変異所見としては，無孔処女膜・微小孔処女膜・隔壁処女膜や処女膜縁上の皮膚垂（スキンタグ）・膨隆/堤形成，処女膜外側の隆線が挙げられている。尿道・前提部近傍の正常変異所見としては，尿道周囲帯/前庭帯，腟内隆起/腟柱形状，尿道口拡張が挙げられており，正中線の正常変異所見として，舟状窩の微細融合不全，先天性正中部融合不全（会陰溝），前庭線（正中部無血管領域），正中縫線が挙げられている（図 3）。

肛門部領域の正常変異所見としては，肛門縫合離開（通例 6 時・12 時方向の楔状平滑化），肛門周囲の皮膚垂（スキンタグ），有色人種における過剰色素沈着が挙げられている。

B の所見としては，腟前庭部や処女膜の血管増生，陰唇癒合，背側陰唇小帯の脆弱性，性感染症との関連のな

処女膜の正常変異所見

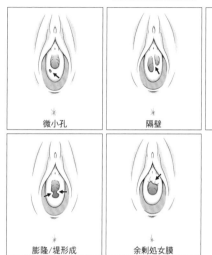

微小孔	隔壁	処女膜皮膚垂
膨隆/堤形成	余剰処女膜	

尿道・前提部の正常変異所見

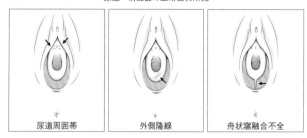

尿道周囲帯	外側隆線	舟状窩融合不全

正中線の正常変異所見

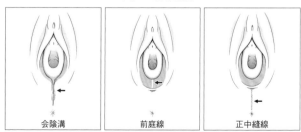

会陰溝	前庭線	正中縫線

図3 **外性器肛門部の各種正常変異所見の例**

い腟分泌物，肛門裂孔，肛門周囲の静脈充血，が挙げられている。

Ｃの所見としては，尿道脱，直腸脱，硬化性萎縮性苔癬，ベーチェット病等の基礎疾患のもとでの外陰部潰瘍，非性的な感染症罹患時の外性器肛門部の紅斑・炎症・亀裂，が挙げられている。

これらの所見のなかには頻度の低いものも多く，実際の診察時の混乱を防ぐためには，あらかじめ各種アトラス[2,7,8)]等を参照に，所見に習熟しておくことが望まれる。

なお，外性器肛門部の紅斑に関しては，有意な性感染症が証明されない場合には，Ｂの「外傷以外の医学的状態により引き起こされうる所見」と解釈しなくてはならないが，女児の処女膜の挫傷/点状出血/擦過傷/急性裂傷，および背側陰唇小帯や腟前庭部の急性裂傷や腟裂傷，男児の陰唇/陰茎/陰嚢/会陰部の急性裂傷/挫傷，そして皮下組織の露出を伴う肛門周囲裂傷が，偶発的に生じた「跨ぎ損傷」や「刺通損傷」としての病歴や状況が確認されない場合，性虐待被害の確定的所見と解釈される。

処女膜辺縁の評価や，肛門部の拡大所見に関しては，臨床上極めて重要であり，以下に別記する。

1 **処女膜辺縁の評価（表1）**

処女膜辺縁の陥凹に関する医学用語に関しては，現時点で統一された定訳があるとは言い難く多少の混乱があるのが現状である。浅い陥凹は一般的にノッチ（notch）と表現され，処女膜辺縁の厚みの50%を超える深いノッチはdeep notchと表現する。裂隙が処女膜基部にまで達

88002-595 JCOPY

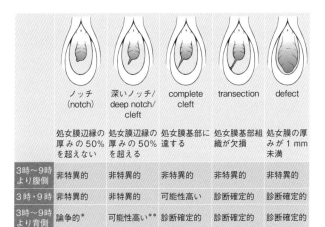

	ノッチ (notch)	深いノッチ/ deep notch/ cleft	complete cleft	transection	defect
	処女膜辺縁の厚みの50%を超えない	処女膜辺縁の厚みの50%を超える	処女膜基部に達する	処女膜基部組織が欠損	処女膜の厚みが1mm未満
3時～9時より腹側	非特異的	非特異的	非特異的	非特異的	非特異的
3時・9時	非特異的	非特異的	可能性高い	診断確定的	診断確定的
3時～9時より背側	論争的*	可能性高い**	診断確定的	診断確定的	診断確定的

表1　処女膜辺縁の陥凹所見等の評価

＊性交の既往のない前思春期・思春期児でも報告例は複数存在する。ただしその性状や箇所数により慎重な評価が求められるため，専門医のセカンドオピニオンを求めていただきたい。
＊＊本所見は，68%の専門医が，挿入の確定的所見とみなしている。とりわけ前思春期児では，性交の既往を否定している女児において，deep notch を認めた事例はなく，思春期児においても稀にしか報告されていない。

している場合，complete cleft と表現されることもあるが，コルポスコープでの診察で処女膜基部の組織が完全に欠損していることが確認される場合には，transection との表現が用いられる。

上記の処女膜陥凹が処女膜のどの部位に確認されるのかは極めて重要であり，一般的には3～9時方向より腹側に確認されるか背側に確認されるかによって，臨床的な意味合いが大きく異なる。

各種の研究から，3～9時方向より腹側の処女膜陥凹は，深さを問わず正常変異所見とされており，虐待による瘢痕所見と判断することはできない。3～9時方向およ

びそれより背側の処女膜でも，処女膜辺縁の厚みの50%を超えない浅表性のノッチは正常変異所見との弁別は困難であるが，それより深く処女膜基部近傍にまで広がる場合，Dの所見に該当し，診断確定的とまではいえないが虐待を強く疑うべき所見であり，児の被害開示を補強する所見といって差し支えない。一方，背側の処女膜の陥凹が基部にまで達するcomplete cleftであった場合には，損傷の治癒瘢痕所見と判断される。ただ3時方向・9時方向のcomplete cleftは，まれではあるが健常児にも認めうると報告されており，処女膜組織の欠損の有無を確認し，記録化することが極めて重要である。

　なお背側の処女膜辺縁が薄くとも，明らかに1mmを超え，滑らかに連続している場合は，正常変異所見である可能性が排除できず，治癒瘢痕所見とは断定できないとされている。処女膜が「ほぼ欠損した状態」とは処女膜幅が1mm未満の場合をさすが，実臨床で正確に計測することは極めて困難であり，現実的な対応としては，画像撮影したうえで専門的医療者にコンサルトを行うことが推奨される。なお，先天性処女膜欠損の子どもが存在するか否かが，法廷の場で議論になることもあるが，25,000名を超える新生児の診察を行った研究の結果では，処女膜欠損の児は存在しないことが確認されている。

　いずれにしろ，処女膜辺縁の正確な評価のためには複数の体位で診察を行う必要があることを，強調しておきたい（とりわけ腹臥位胸膝位は，重力により腟前壁が下垂し，背側の処女膜縁をはっきりと確認しやすくなる。ただしこの体位は，子どもが無防備と感じやすいため，

88002-595 JCOPY

安心感を与えるために十分な配慮が必要である。筆者は子どもにこの体位をとってもらう際には「はらぺこあおむしさんを知ってる？　あおむしさんが歩くときのマネをしてみよう」等と話している）。また，思春期女児においては処女膜が余剰性に富むため，陰唇牽引を行っても辺縁の正確な評価を行うことが困難であり，スワブを用いて処女膜辺縁をやさしく持ち上げる等の方法で，丁寧に確認する必要があることも強調しておく。

2 肛門部の拡張所見

　肛門部の診察は，膝を抱えた左側臥位，もしくは腹臥位胸膝位で行い，動的な状態評価のためには診察時に左右の臀部をやさしく広げ，観察を行う。肛門上皮と直腸粘膜の接合部（櫛状/歯状線）の可視化や，外肛門括約筋の部分的拡張による櫛状線を越えた肛門粘膜の一部可視化は，健常児にも認めうる正常変異所見である。一方で，内肛門括約筋の弛緩を伴う肛門部の 20 mm 以上の拡張（背腹方向で計測）は，肛門への挿入被害を懸念すべき所見とされている。ただし，便秘/遺糞の既往のある児や，鎮静状況下や麻酔にある児の場合にはその限りではなく，膨大部に便が認められた場合には，拡張所見は過大評価となりやすい。そのような場合には，排便をさせた後に再評価を行うことが推奨されているが，肛門拡張所見の解釈は，各種研究の用語の不統一，体位による差異，正確な計測の困難性等の問題もあり，一貫した研究結果は得られていないのが実情であり，医学的所見のみで確定的な判断を行いえない状況にある。

性感染症の評価

　カンジダ等の真菌性腟炎，A/B群レンサ球菌・ブドウ球菌属・大腸菌・赤痢菌・そのほかのグラム陰性菌による細菌感染症，ならびにエプスタイン・バーウイルスやそのほかのウイルスによる外性器潰瘍は，性感染症と判断しえないとされる。伝染性軟属腫に関しては，幼児では非性的感染の可能性が高いが，思春期以降の児においては性的感染の可能性も考慮される。また5歳以降で初発した尖圭コンジローマも性感染症である可能性が高いとされる。口腔や外性器肛門部の単純ヘルペス1型・2型感染症に関しても，性感染症である可能性が疑われるが，確定的とは言い難い。一方，垂直感染症が否定されている場合，外性器肛門部・咽頭の淋菌，梅毒，クラミジア・トラコマチス，腟トリコモナス感染，HIV感染症は性感染症の確定的病原体と解釈されている。日本では淋菌感染は公衆浴場等の水系感染の可能性があるとされてしまうことが稀ではないが，in vitro の研究があるのみで，実際に水系感染が生じたとする明確な臨床報告は皆無であり，世界的にもこの見解は否定されている。

腟内異物

　ここで臨床上遭遇しやすい腟内異物について論じておく。腟分泌物が遷延する前思春期女児の4〜10%に，腟内異物が確認されるとされており，とりわけ血性帯下の存在は腟内異物の存在を疑う契機となる（腟内異物を認

88002-595 JCOPY

めた子どもの50％以上に血性帯下を認めるとされている）。腟内異物が性虐待とどの程度関連しているのかについては議論があり，腟内異物12例中，8例が性虐待被害児であったとの高頻度の研究報告[9]がある一方で，近年の研究では，詳細な病歴聴取により腟内異物事例の54％で子どもが挿入された状況を開示したが，うち80％が子ども自身が異物挿入を行っていた，と報告されている[10]。ただこのような自己挿入の背景に性被害体験が潜在する可能性は否定できず，トイレットペーパー以外の腟内異物が確認された際には，性虐待の可能性につき包括的な評価を全例に行うことが強く推奨される。

診察後のコミュニケーションの重要性

　診察終了後には，診察を頑張った子どもへの敬意を示し，確認された診察所見につき丁寧に話をし，ノーマライズの確認（子どもが普段の状態に戻り，他者と通常のコミュニケーションを行うことができる状態となっていること）までは，コミュニケーションを継続する必要がある。先に紹介した最近の大規模研究[4]では，非急性期に有意な所見を有する事例はわずか2.2％に過ぎないと報告されているが，有意な所見を認めなかった場合でも医療者が「あなたの体には何も問題がなかった」と説明し，有意な所見を認めた場合でも「○○という所見があったけれども，所見はすぐにわからなくなってしまうし，機能的には何の問題もない」と説明することが重要である。子どもは医療者からすれば非現実的と思えるよ

うな不安を抱えていることもあるが，そのような不安は
ほとんどの場合，言語化され表出されることはない。医
療者がかかわることで，少なくとも身体的スティグマ
（自分の体は，他者からみれば被害に遭ったことが筒抜
けの状態になっている）に関しては，剥がすことができ，
このことは，調査からケアへの移行期に極めて大きな意
味を有する。また，診察後に不安や不眠等の症状が生じ
うることを説明し，そのような際にも医学的な対応を行
いうる旨説明を行う（子どもに嘘をつくことは許されず，
そのような問題が生じた際に適切な対応を自ら行うか，
適切な対応が可能な体制が整っていない場合には，そも
そも診察を行うべきではないともいえる。繰り返しにな
るが，子どもの不安に十分な配慮を行わずに「単に睡眠
薬を処方するだけ」の対応に留まることは，医療者-患者
間でネグレクトの再演をすることにほかならない）。と
りわけ重度の急性ストレス反応/PTSD 症状のある子ど
もに対し，安易なベンゾジアゼピン系の睡眠薬の投与は
避ける必要がある。

他機関への医学的評価の伝達

　虐待の確定判断を行うことは医療者の役割ではなく，
虐待診療における医療者の役割はあくまで，確認された
医学的所見の意義について他機関に正確にトランスレー
トする（わかりやすい用語を用いて説明を行う）ことで
あり，性虐待被害児評価においても例外ではない。性虐
待の包括的評価・司法対応において，医学的所見が決定

88002-595 JCOPY

的な意味合いを持つことはむしろまれであるが，所見が陰性であった場合でも，その医学的意味について丁寧に説明することは不可欠である。非医療者が「医学的所見がない＝子どもの供述は虚偽である」と判断してしまうことは残念ながらいまだに少なくない。写真撮影も行わず，「損傷は確認されない」とのおざなりな診断書のみ手渡すことは，診察行為が子どもにとって不利な状況を生み出してしまいうる。

　成人とはさまざまな点で異なる性虐待被害児の医学的診察について深く理解した医療者が増え，すべての子どもが持つ「正確な医学的評価を受ける権利」が守られるよう，医療提供体制が整備され，均霑化されていく必要がある。

📖 *References*

1) Adams JA, Farst KJ, Kellogg ND : Interpretation of Medical Findings in Suspected Child Sexual Abuse : An Update for 2018. J Pediatr Adolesc Gynecol, 31 : 225-231, 2018.
2) Royal College of Paediatrics and Child Health : The Physical signs of child sexual abuse – An evidence-based review and guidance for best practice, update 2015（https://www.rcpch.ac.uk/shop-publications/physical-signs-child-sexual-abuse-evidence-based-review）.
3) 株式会社キャンサースキャン：平成 30 年度子ども・子育て支援推進調査研究事業 児童相談所：警察，検察による協同面接等の実態調査による効果検証に関する調査研究事業報告書．平成 31 年 3 月（https://cancerscan.jp/wp-content/uploads/2019/04/9e78edc7f8deb4e0261bb9fc708e94ed-1.pdf）2020 年 1 月 31 日アクセス．
4) Gallion HR, Milam LJ, Littrel LL : Genital findings in cases of child sexual abuse : genital vs vaginal penetration. J Pediatr Adolesc Gynecol, 29 : 604-611, 2016.

V. 子どもの被害への対応

5) Bruce-Chwatt R：Response to "Kanchan and Menezes, Double human bite-a different perspective"〔J Forensic Legal Med 2009；16：297〕. J Forensic Leg Med, 17：50, 2010.

6) Killough E, Spector L, Moffatt M, et al.：Diagnostic agreement when comparing still and video imaging for the evaluation of child sexual abuse. Child Abuse Negl, 52：102-109, 2016.

7) Christopher J Hobbs, Jane M Wynne：Physical Signs of Child Abuse：A Colour Atlas (second edition). Saunders, philadelphia, 2011（溝口史剛，訳：子ども虐待の身体所見．明石書店，東京，2013 は絶版となっている．入手希望があれば本稿執筆者に連絡されたい）.

8) Anderst JD：Visual Diagnosis of Child Abuse：USB Flash Drive：The AAP Resource of Visual Findings of Child Abuse for Medical Providers. American Academy of Pediatrics Publishing, Illinois, 2016.

9) Herman-Giddens ME：Vaginal foreign bodies and child sexual abuse. Arch Pediatr Adolesc Med, 148：195-200, 1994.

10) Stricker T, Navratil F, Sennhauser FH：Vaginal foreign bodies. J Paediatr Child Health, 40：205-207, 2004.

88002-595 JCOPY

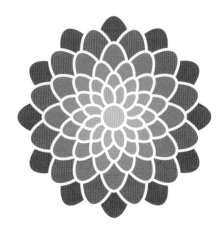

3．性暴力被害への理解と学校における対応

"人間と性" 教育研究協議会 代表幹事
金子由美子（養護教諭）

スクールセクハラとは

　「セクシュアルハラスメント（以下，セクハラ）」という言葉が，一般化したのは1997年の雇用機会均等法の改正に伴い，事業主側がセクハラ防止に向けての具体的な取り組みを始めた頃からである。スクール・セクシャル・ハラスメント全国ネットワークの亀井明子代表が会を立ち上げたのが1998年であり，学校におけるセクハラ問題の特殊性に注目が集まり，「スクールセクハラ」という言葉が広がるようになった。

　さまざまな統計をみると，教職員からのわいせつ行為

の被害者は大半が自校の生徒であり，学校内で起きている。そこに着目すると，学校の構造そのものが，スクールセクハラを容易にしている「暴力装置」であることを認識する必要がある。

学校の校舎には，屋上，階段の踊り場，冬場の水の張っていないプール，体育倉庫等の至る所に「死角」があり，もちろん監視カメラ等はない。また，教科備品庫や教科指導室等，日頃は管理職さえも足を踏み入れることのない加害者側の「聖地」も存在する。中学，高校，大学になると，部室の管理を生徒，学生に委ねていることもあり，飲酒，喫煙，性的いじめ，セクハラの温床となり，加害者にとって「秘密基地」になっていることもある。門扉に閉ざされ他者の侵入を許さない構造の校舎内においては，授業中の廊下さえ死角になり得てしまうのだ。このように加害者は，学校内の「死角」「聖地」「秘密基地」等を犯罪目的のために自由に利用できる。

加害を容認する環境を改善する一歩として，学校の管理システムや巡回のあり方等を早急に見直していくべきだろう。

スクールセクハラの政策的な位置づけ

学校という特別な事情を考慮し，ほかのセクハラと区別するために，文部省（現・文部科学省）は次のように規定した。

88002-595 JCOPY

文部省（現・文部科学省）「セクシュアル・ハラスメントの
防止等に関する規程」1999 年

1. セクシュアル・ハラスメント
   職員が他の職員・学生及び関係者を不快にさせる性的
   な言動並びに学生等及び関係者が職員を不快にさせる
   性的な言動。

2. セクシュアル・ハラスメントに起因する問題
   セクシュアル・ハラスメントのため職員の就労上又は
   学生等の修学上の環境が害されること及びセクシュア
   ル・ハラスメントへの対応に起因して職員の就労上又
   は学生等が修学上の不利益を受けること。

被害を訴えることのできるシステムの構築

次に，学校のなかで起きた性被害を訴えることのでき
る場所として，真っ先に保健室や相談室が思い浮かぶ。

だが実際には，そうした被害を想定されていないため
に対応できず，訴えが無効になってしまうこともある。
そもそも，相談窓口や救済する制度や組織がシステム化
されている学校であったならば，システムの存在を加害
者に意識させることだけでスクールセクハラの抑止力に
つながるはずである。学校長をはじめとする学校関係者
に対するセクシュアルハラスメントの初動に関する知見
を高める研修や，外部機関と連携するネットワークの構
築が急がれる。スクールカウンセラー，教育機関，児童
相談所，医療機関等の組織の担当者も，被害者をカウン

セリングする際,「スクールセクハラ」を想定し,被害者の子どもの心理や思春期の特性を認識したうえでの聞き取り,介入できる人材育成が求められる。

事例によっては,法律家や経験値の高い臨床心理士,通学区を離れられる緊急避難先としてのシェルター等との連携も必要になる。

学校の安全神話を見直していくためには,教育行政が中心となり学校関係者以外に,医師,弁護士,児童福祉士,自立支援員といった,専門性のある方たちとの包括的なセーフティネットを立ち上げるべきであろう。

教育機関は,さまざまな職種の人々や,すでに立ち上がっている支援団体等とのネットワークを広げ,まずはスクールセクハラが顕在化する要因について,それぞれの職場での研究協議を深めていくことを始めるべきである。筆者が所属している性教育のサークルメンバーは,こうした事例に関し,対応の「マニュアル」作成に取り組んだ。以下にマニュアルの内容を示そう。

「性に関する相談やトラブル」の対応マニュアル

1. 基本姿勢と指導のねらい

　①子どものからだと心を守ることを最優先に考える。

　②子どものプライバシーを尊重する。

　③子ども自身が性と向きあう力をつけることができる性教育を行う。

　④トラブルの背景を多面的に把握し,継続した支援を行う。

2. 聴き取り時のポイントと配慮事項

①本人が安心して話せる人，継続した支援をできる人（何度も話さなくてよいように学年で一番話せる人と養護教諭や相談員等）できれば2人で聴く。

②できるだけリラックスできる部屋を選ぶ。

③「あなたのからだと心を守ることを最優先に考えたいので話を聴かせてほしい。話したくないこと，話せないことは無理に答えなくてよい」と伝える。

④本人の心配なこと，困っていることに寄り添いながら聴く。

⑤事件性（性被害・性的虐待）がないか確認する。ある場合は，速やかに外部機関につなぐ。

⑥妊娠や性感染症が心配なことを本人に伝え，性器の接触や挿入，射精があったか，コンドームは使用したかを確認する。状況によっては，速やかに受診する必要があることを伝える。

⑦思春期における性への興味や関心を肯定的にとらえたうえで，安心，安全を実感できる生活の保障について一緒に考える。

⑧病院受診や今後の生活を支援するために，保護者へ連絡することについて本人の同意を得る。

3. 校内での支援体制

①養護教諭は，子どもの健康安全を守る専門家としてかかわる。

②本人の安全を見守り，継続した支援を行うために必要がある内容のみを関係する職員で共有する。

4. 家庭，外部機関との連携
  ①対応メンバーで，保護者に伝える内容と伝え方，誰
    が伝えるかを確認する。
  ②必要があれば，保護者に外部機関についての情報提
    供を行い，協力する。

スクールセクハラが顕在化する背景

① 学校の特殊性

　スクールセクハラの背景には次のことが考えられる。
ジェンダー平等教育の退行，二重基準の横行，教員一人
あたりの児童生徒数の多さ，公私の境界線のあいまい
さ，大人と子どもの定義の認識欠如，職務とボランティ
アの区別，教職員の多忙化，専門外は介入しないという
不文律等を指摘列挙しておく。さらには，日常的なジェ
ンダーハラスメント，パワーハラスメント(成績，指導，
単位認定，選抜，推薦，研究費，試合等における威圧や
脅し)，旧態依然とした管理体制，死角の空間/時間，被
害者の支援体制の不備（性化行動等についての学習，ス
タッフ，連携体制等)，キャンパスセクハラ/アカデミッ
クハラスメントの放置も問題である。

② 二次被害

　生徒，保護者，同僚等の教職員へのスクールセクハラ
に関しては，被害者の二次被害も想定しておきたい。「あ
なたにスキがあり，加害者が誘惑された」等と言われ，
「冤罪」とされ，もみ消されることもあった。児童生徒へ

の被害が明らかになっても，次のような保護者からの二次被害が生じる場合がある。「可愛がっていたから，からかっただけ」等と被害を過小評価する，「気にしすぎ」「思い込み」等と訴えを無視する，「いまどきの女の子は積極的だから」等と被害者を非難する，「教育熱心のあまり」「奥さんがお産だから魔がさしたのよ…」等と加害者を擁護するというようなことである。背景には被害者の保護者自身に二次被害が起きやすいという認識の欠如がある。保護者が自分の子どもの進級進学が不利になることを恐れて，加害者の処分を反対する署名にサインしてしまうのもその典型である。

声をあげられない子どもたち

❶ 凍りつき

　被害にあったとき，ほどんどの子どもは，無抵抗であり叫んで逃げられた例は，まれである。二次性徴による体の変化が始まり，羞恥心がいっそう高まる思春期の子どもが性的な被害を受けたら，心も体も凍り付いてしまうことであろう。日頃，大人からみて「素直」で「よい子」は，加害に遭っていながら，相手を攻撃する言葉が出なかったと悔しがる。

　まれに，痴漢を捕まえた女子高校生の武勇伝が報道されると，武道や痴漢撃退法を教えればいいのではという意見が出ることもある。しかし，抵抗して殺される事件のほうが圧倒的に多いはずだ。

② 男子への被害

　男子の例もある。一年生の男子生徒が，校外学習の日に，うれしくて普段より早く家を出た。登校途中に，犯人の若い男性にコンビニの奥にある段ボールの倉庫に連れて行かれて，性的な被害を受けた。その後に彼は一度帰宅するが，被害の内容を母親に告げられなかったと言う。遅刻して登校してきた彼は，いつもと同じように元気に見えたので，担任が何気なく遅刻の理由を尋ねたところ，顔色を変えた。「何をされたかわからないし，よく覚えていない」と，体を硬直させ震え始めた。昼食時間になっても気分が悪いのがおさまらず，保健室の筆者の所に来て「心臓がぱくぱくして，死んじゃうぐらい気持ち悪い」と訴えた。担任の対応で，彼がいつもと変わらずに見えたのは，恐怖，屈辱，憎悪等，はじめて経験する複雑な感情を表現する言葉がみつからなかったからだろう。時間の経過とともに，さまざまなことを思い出し，事件の場面がフラッシュバックしてきたようだった。

　彼は，「何で男なのに僕だったんだろう」と，自分を責め「友だちにゲイだって言われるかもしれない」という新たな恐怖を抱きはじめた。そして，事件の詳細を母親に知られることを何よりも恐れた。「だって，センセー，お母さんはテレビで見ていると必ず，ゲイは気持ち悪いからダメって言うんだよ」と言う彼の言葉から明白だった。

　男子で性被害にあった子どもたちは，被害の事実もさることながら，ゲイとして差別の対象とされることを恐れる場合が多い。ここで日頃の保護者や教員の，性的少数者への差別意識が，事件により浮き彫りになってしま

88002-595

うのである。このケースの母親も，学校側の報告を聞き終えると，息子に向かって「どうして，逃げられなかったの，男の子なのに」という言葉を発した。男子にも，こうしたセカンドレイプが起きてしまう。結局，彼の被害については，被害届の提出を母親が拒み，事件としてカウントされることはなかった。

スクールセクハラをなくすために

米国等は，子どもに断りなく身体接触をしたら，教員として資格なしとされるようだが，日本はまだまだ，そうした水準にはたどり着いていない。そのため，鉄棒でおしりを持ち上げる，水泳で腹部を抱きかかえるといったボディータッチも指導として紛れ込む。

教員の指導で鉄棒や水泳ができない子ができるようになったという達成感よりも，触られて指導されるのがいやだったという記憶のほうが，一生こころの傷として残ることも多い。

1 教職員の人権教育

スクールセクハラを学校での事故防止対策の1つとして位置づけてしまうことにより，教職員のなかにスクールセクハラを人権問題として扱う意識が育たないという問題がある。

いじめ防止対策推進法の施行に伴い，2013年度から次のとおり定義されている。「いじめ」とは，「児童生徒に対して，当該児童生徒が在籍する学校に在籍している等当該児童生徒と一定の人的関係のある他の児童生徒が行

う心理的又は物理的な影響を与える行為（インターネットを通じて行われるものも含む）であって，当該行為の対象となった児童生徒が心身の苦痛を感じているもの」であるとしている。なお，起こった場所は学校の内外を問わない。ここでも性に関する行為には触れていない。

　しかし，いじめの裏に隠匿された，たくさんの「性的いじめ」が存在するはずである。多くの場合，被害者と加害者が同じクラスや部活動であったりするために，指導過程において，「お互いに」「根に持たず」「わだかまりをなくし」「仲良くする」ことで解決しようとしがちである。特に男の子どうしの場合は「仲間マーキング」「遊び」にすり替えられがちだ。性教育の衰退により，自分の体もプライベートパーツも含めて，すべて各自の人格を構成するという認識が十分にない状況下では，性的いじめの被害は，ますます「遊び」として矮小化される。

❷　ジェンダー・センシティブな感覚を育てる

　学校現場では，教職員の比率は男女半数もしくは女性が上回っていても，校長，教頭等の管理職は圧倒的に男性である。家事育児は女性の仕事としている男性が，子育てに介入しない旧態依然としたスタイルにも変化はみられない。女性の社会進出は遅々として進まないなか，いわゆる「3高」（高学歴，高収入，高身長）をパートナー選びの基準にしていた母親世代が，その価値観をそっくり息子の教育のモノサシにしているように思われる事例もみられる。経済不安が深刻化するなかで，「出世してお金持ちに」という時代回帰現象ともいえる。また，シングルマザーが増え，「元夫」への失望感により息子を

「理想的男性」に仕立てようとするパターンもみられる。「『男だから』一流大学に」「立派な会社に」「素敵な『お嫁さん』をもらうために」と，男子を追い詰める。能力以上の期待をかけ，時には「教育虐待」が疑われる家庭が生じ，そこで育つ男子たちも思春期を迎える。母親からの自立を課題としたときに，「女はうるさい」「女はめんどくさい」「女はみんなダメ」等とジェンダーバイアスに満ちた暴言で女生徒とトラブルを起こし，女性教師に従うことへの抵抗を示す事例も少なくない。こうした女性嫌悪（ミソジニー）は，常に男性の優位性を示すために集団化し，女性を排除する考え方にも偏向しがちである。

　男同士では，「男気，侠気（おとこぎ）」に価値が付与され，支配・被支配（やる・やられる）の横行につながる。男同士の連帯や仲間意識の確認のための，裸になることや猥談の輪への強要等もみられる。そこで，「男らしくない」男子は排除や嫌悪の対象となったり，格下げが起きたりして，「仲間はずれ」にされることもある。こうした精神構造は，同性愛者への嘲笑，性的マイノリティへの差別にも連鎖しがちである。多くの場合は，自らが加害者となっていることに気づかないでいるのだが，性的いじめを含む性暴力の多くは，圧倒的な権力関係の差を利用した暴力行為である。男女の社会的性差の格差や不公正に自覚的になる，ジェンダー・センシティブな感覚を育てる教育は，男子を加害者にしないための教育といえる。

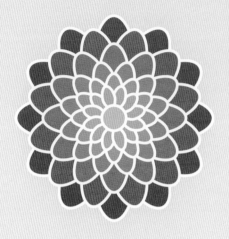

資　料

資 料

性犯罪・性暴力被害者のためのワンストップ支援センター

都道府県	センター名	相談電話番号
北海道	性暴力被害者支援センター北海道「SACRACH（さくらこ）」	050-3786-0799
青森県	あおもり性暴力被害者支援センター	りんごの花ホットライン 017-777-8349
岩手県	はまなすサポート	019-601-3026
宮城県	性暴力被害相談支援センター宮城けやきホットライン	0120-556-460 （こころ フォロー）
秋田県	あきた性暴力被害者サポートセンター「ほっとハートあきた」	0800-8006-410
山形県	やまがた性暴力被害者サポートセンター「べにサポ やまがた」	023-665-0500
福島県	性暴力等被害救援協力機関SACRA ふくしま	024-533-3940
茨城県	性暴力被害者サポートネットワーク茨城	029-350-2001
栃木県	とちぎ性暴力被害者サポートセンター「とちエール」	028-678-8200
群馬県	群馬県性暴力被害者サポートセンター「Save ぐんま」	027-329-6125
埼玉県	性暴力等犯罪被害専用相談電話アイリスホットライン	048-839-8341
千葉県・千葉市	NPO 法人千葉性暴力被害支援センターちさと	ほっとこーる 043-251-8500
千葉県	公益社団法人千葉犯罪被害者支援センター	043-222-9977
東京都	性暴力救援センター・東京（SARC 東京）	性暴力救援ダイヤル NANA 03-5607-0799
神奈川県	かながわ性犯罪・性暴力被害者ワンストップ支援センター「かならいん」	045-322-7379
新潟県	性暴力被害者支援センターにいがた	025-281-1020
富山県	性暴力被害ワンストップ支援センターとやま	076-471-7879
石川県	いしかわ性暴力被害者支援センター「パープルサポートいしかわ」	076-223-8955
福井県	性暴力救済センター・ふくい「ひなぎく」	0776-28-8505
山梨県	やまなし性暴力被害者サポートセンター「かいさぽ ももこ」	055-222-5562
長野県	性暴力被害者支援センター「りんどうハートながの」	026-235-7123

88002-595 JCOPY

性犯罪・性暴力被害者のためのワンストップ支援センター（つづき）

都道府県	センター名	相談電話番号
岐阜県	ぎふ性暴力被害者支援センター	058-215-8349
静岡県	性暴力被害者支援センター SORA	054-255-8710
愛知県	ハートフルステーション・あいち	0570-064-810
	性暴力救援センター 日赤なごや なごみ	052-835-0753
三重県	みえ性暴力被害者支援センター よりこ	059-253-4115
滋賀県	性暴力被害者総合ケアワンストップびわ湖 SATOCO	090-2599-3105
京都府	京都性暴力被害者ワンストップ相談支援センター　京都 SARA（サラ）	075-222-7711
大阪府	性暴力救援センター・大阪 SACHICO	072-330-0799
兵庫県	ひょうご性被害ケアセンター「よりそい」	078-367-7874
	性暴力被害者支援センター・ひょうご	06-6480-1155
奈良県	性暴力被害者サポートセンター NARA ハート	0742-81-3118
和歌山県	性暴力救援センター和歌山「わかやま mine（マイン）」	073-444-0099
鳥取県	性暴力被害者支援センターとっとり（クローバーとっとり）	0120-946-328
島根県	性暴力被害者支援センターたんぽぽ（島根県女性相談センター内）	0852-25-3010
	しまね性暴力被害者支援センターさひめ	0852-28-0889
岡山県	性犯罪被害者等支援センターおかやま	086-206-7511
広島県	性被害ワンストップセンターひろしま	082-298-7878
山口県	やまぐち性暴力相談ダイヤル　あさがお	083-902-0889
徳島県	性暴力被害者支援センター よりそいの樹　とくしま（中央・南部・西部）	共通相談ダイヤル 0570-003889 中央 088-623-5111 南部 0884-23-5111 西部 0883-52-5111
香川県	性暴力被害者支援センター「オリーブかがわ」	087-802-5566
愛媛県	えひめ性暴力被害者支援センター・ひめここ（媛 CC）	089-909-8851
高知県	性暴力被害者サポートセンターこうち	080-9833-3500 0120-835-350
福岡県	性暴力被害者支援センター・ふくおか	092-409-8100
佐賀県	性暴力救援センター・さが「さが mirai」	0952-26-1750
	アバンセ女性総合相談	0952-26-0018

性犯罪・性暴力被害者のためのワンストップ支援センター（つづき）

都道府県	センター名	相談電話番号
長崎県	性暴力被害者支援「サポートながさき」	095-895-8856
熊本県	性暴力被害者のためのサポートセンターゆあさいどくまもと	096-386-5555
大分県	おおいた性暴力救援センター・すみれ	097-532-0330
宮崎県	性暴力被害者支援センター「さぽーとねっと宮崎」	0985-38-8300
鹿児島県	性暴力被害者サポートネットワークかごしま「FLOWER」	099-239-8787
沖縄県	with you おきなわ（沖縄県性暴力被害者ワンストップ支援センター）	#7001

内閣府男女共同参画局：性犯罪・性暴力被害者のためのワンストップ支援センター一覧
（http://www.gender.go.jp/policy/no_violence/seibouryoku/consult.html）より。
詳細は下記の QR コードよりご確認いただけます。

その他の相談窓口と連絡先

機関	相談窓口	相談電話番号
警察庁	性犯罪被害相談電話	＃8103
社会的包摂サポートセンター	よりそいホットライン	0120-279-338
男女共同参画局	DV 相談ナビ	0570-0-55210

88002-595 JCOPY

索　引

88002-595 JCOPY

す

せ

88002-595　JCOPY

88002-595

JCOPY

【編著者略歴】

種部 恭子　Kyoko TANEBE

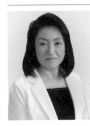

女性クリニック We! TOYAMA 代表／富山県議会議員

1990年　富山医科薬科大学医学部卒
1998年　富山医科薬科大学大学院医学研究科修了
1990年　富山医科薬科大学医学部附属病院
1991年　愛育病院産婦人科
1992年　黒部市民病院産婦人科
1998年　富山医科薬科大学医学部　産科婦人科学助手
2003年　済生会富山病院産婦人科医長
2006年　女性クリニック We! TOYAMA　院長
2019年　女性クリニック We! TOYAMA　代表
専門は生殖医療（内分泌・不妊），女性ヘルスケア，思春期，更年期。
2009年　第41回中日教育賞，2013年　第17回松本賞，2013年 日本家族
計画協会会長表彰，2016年 文部科学大臣表彰，2019年 PERSOL アワー
ド2019女性部門 受賞。
産婦人科医として，若年妊娠，貧困，性暴力やDV，更年期障害，不妊な
ど，不調を訴え来院する女性の背景にある様々な社会問題を見てきた。医
療だけでは解決できなかった社会問題に向き合うために，2019年4月統
一地方選挙に出馬し，富山県議会議員となる。

©2020　　　　　　　　　　　　　　　　　第1版発行　2020年10月30日

性暴力救援マニュアル
医療にできること

（定価はカバーに表示してあります）

Cover Design & illustration
Kakinuma Tsutomu

編著者　　　　種部　恭子

発行者　　　　林　　峰子
発行所　　　株式会社 新興医学出版社
〒113-0033　東京都文京区本郷6丁目26番8号
電話　03(3816)2853　　FAX　03(3816)2895

検印
省略

印刷　三報社印刷株式会社　　ISBN978-4-88002-595-7　郵便振替　00120-8-191625